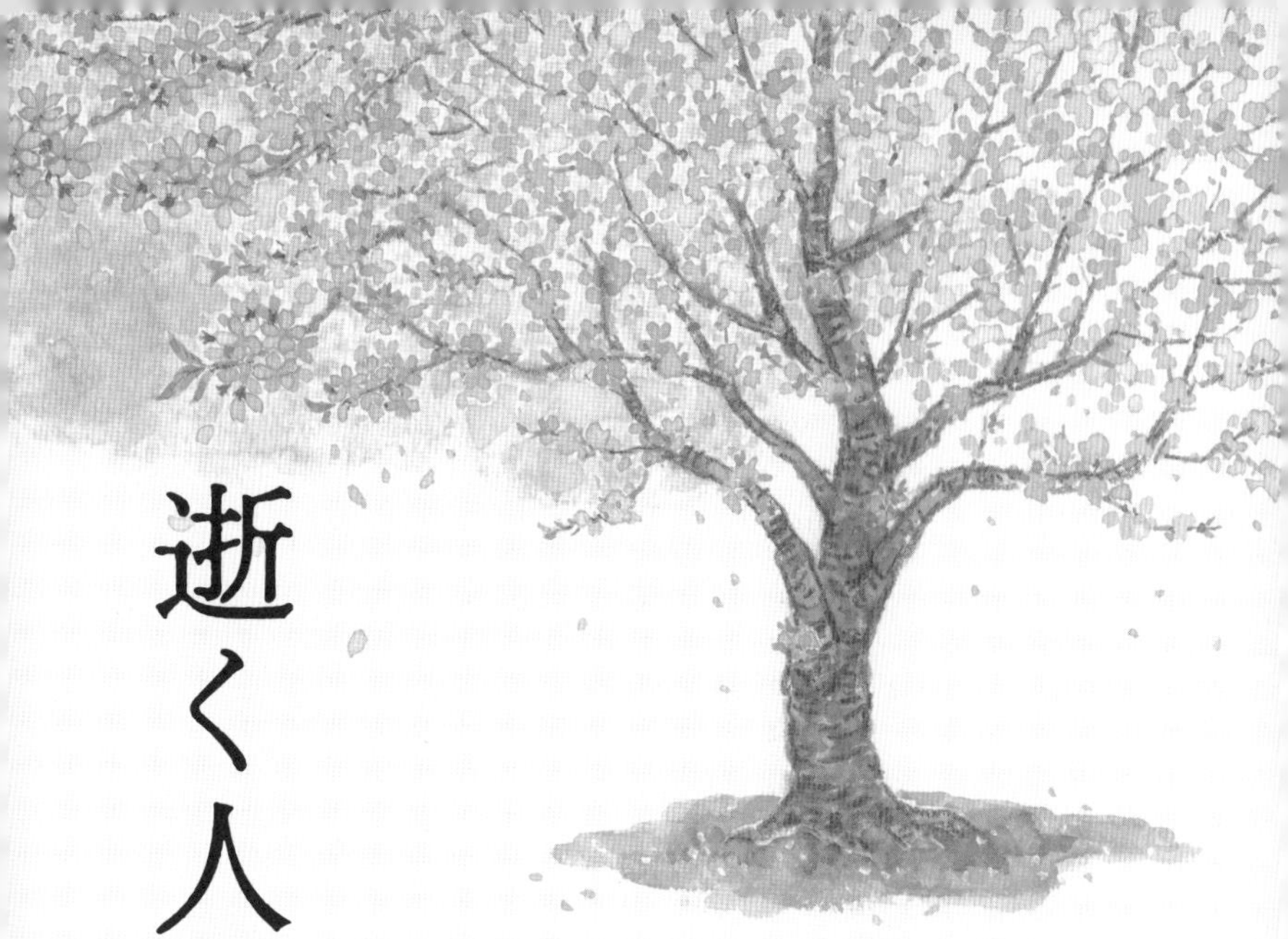

# 逝く人を支える

ケアの専門職として、人生の最終章に寄り添う

玉置妙憂
*Tamaoki Myouyu*

中央法規

# はじめに

先日、ＩＴを専門に研究されている某大学の教授とお話をさせていただく機会がありました。教授曰く、「今後ありとあらゆる仕事がＩＴ化されますよ。でも、人間の苦悩に向き合う〝スピリチュアルケア〟だけは難しいかな。だって、ＩＴは死んだことがないし、死なないからね（笑）」

このお話を聞いて「なるほど、おっしゃるとおりだ」と思いました。

実のところ、人間は愚かなのです。不器用で、矛盾していて、無秩序で、自分勝手です。しかし同時に、他人の痛みを自分のものとして感じる共感力、さぞつらいだろう苦しいだろうと慮る想像力、そして一緒に涙する悼む心を持っています。この清濁併せ持つ混沌としたありようは、きっとＩＴには真似できないでしょう。

人間が人間をケアすることに、自信を持っていきましょう。

もちろん、不完全なものが不完全なものを相手にしているのですから、時に不具合も生じれば衝突も起こるでしょう。でも、欠けた者同士だからこそ「かゆいところに手が届く」のです。

知れば知るほど、踏み込めば踏み込むほど、深くなるスピリチュアルケアの森。この本を手に取ることで、すでに一歩踏み込んでしまったあなたとともに、愛おしく、崇高で、唯一無二である生命の傍らにいさせていただければ冥利に尽きると思っています。

このいのちが、続く限り。

2020年4月　玉置妙憂

目次

## 第2章　夫の看取りで学んだこと　～私の体験～



## 第3章　死と向き合えるケア職になるために　～自己研鑽とセルフ・リカバリー～

## 第4章 スピリチュアルペインに寄り添う

## 第5章 ケアの専門職として、逝く人を支える ～本人・家族の支え方と多職種連携～

# 序章

# 看取りに向き合うための13の戒め

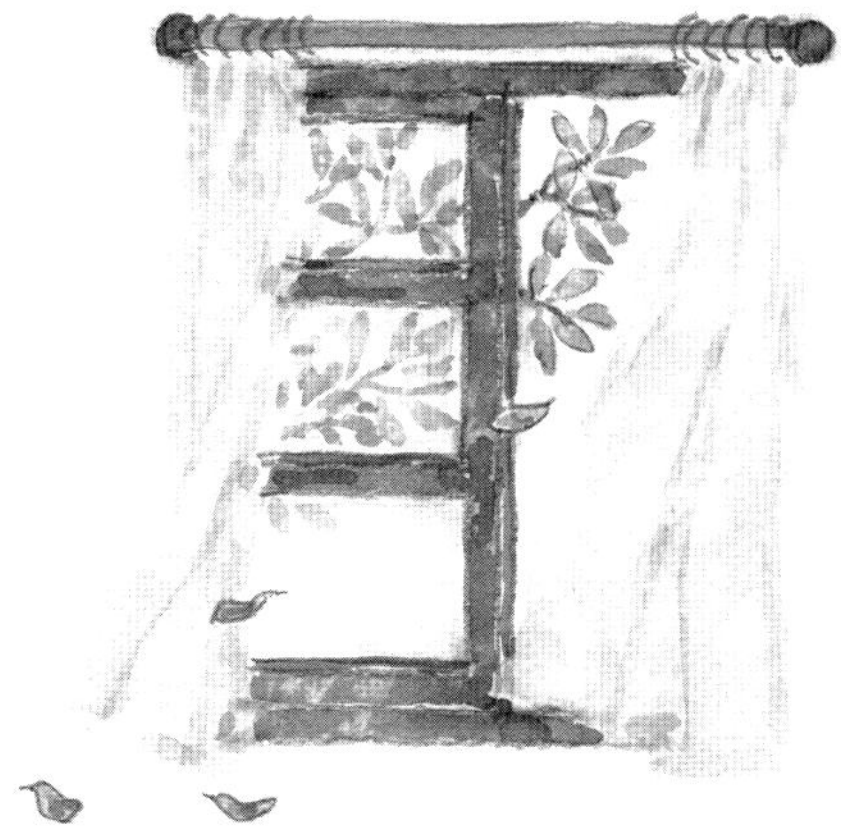

はじめに、逝く人を支えようと思われたケアの専門職の方に、普段私が心がけている「13の戒め《いまし》」をご紹介します。

これはセルフチェック項目になっていて、私が終末期の方にお会いし、ご本人もしくはそのご家族からお話をお聴きしたあと、自宅に帰る道すがら繰り返し、繰り返し確認してチェックしていることです。「ああ、玉置は日々こんなこと考えているのだなあ」くらいの軽いお気持ちでお読みいただければと思います。

では、1つひとつについて、ご説明します。

## ❶情報はかえって邪魔と心得ていたか

相手の話を聴こうとする時、目の前にいるその人が今どのような状態なのか、知っておきたいと思いませんか。たとえば、

「お腹が空いているのではないかしら」

「寒くないかしら」

から始まって、

「何の病気なのかしら?」

## 看取りに向き合うための13の戒め

❶ 情報はかえって邪魔と心得ていたか

❷ べらべらしゃべらなかったか

❸「うまいこと言った」と満足していないか

❹ 滔々と説明しなかったか

❺ 説得しようとしなかったか

❻ 下手に励まさなかったか

❼ ごまかさなかったか

❽ 安易に HOW TO の提案をしなかったか

❾ 上っ面な言葉を並べなかったか

❿ 覚悟はあったか

⓫「わかる」という言葉を簡単に使わなかったか

⓬ 相手のためだけに口にした言葉だったか

⓭ 自分に酔っていないか

「病気はどのくらい前から？」

「今、（がんの）ステージはどのくらい？」

などということまで。

とにかく、何も知らないということは不安だし、特に専門職は事前に利用者の状態をよく理解してからケアに入るべき、というクセがついているからかもしれません。しかし、看取りケアをする時は、その「情報」がかえって邪魔になる場合があります。

こんなことがありました。乳がんを患《わずら》う女性とお話しさせていただいた時のことです。彼女はまだ若く、一見とても体調がよさそう。話の内容も前向きで、「乳がんにはなったけれど、これからも働きたい」とおっしゃっていました。でも、どんな仕事でもよいというわけにもいかず、職場選びが主な話題でした。

いつものように彼女の話を聴いていたのですが、ふと魔が差して「乳がんのステージはどれくらいなのですか？」とたずねてしまいました。「ステージ4です」その返事を聞いたとたん、私の頭と心は「ステージ4」にぐぐっと引っ張られてしまったのです。

ステージ4ということは、かなり厳しい状況です。残り時間はそんなにないかもしれない。仕事どころじゃないのではないか。仕事よりも大切なことがあるような気がする……とこんな感じです。ひとたびこの思考回路に陥《おちい》ってしまった私は、もうあれこれ言いたくて、言いたくて。終末期の方に寄り添うのとはほど遠いセッションになってしまいました。

これは、あきらかに「ステージ4」という情報が邪魔をしたのです。カウンセリングは過去、コーチングは未来、スピリチュアルケアは〝今〟に向き合うものだと言われています。病気の進行具合がどうであれ、まずは〝今〟目の前にいる人の言葉に耳を傾ければよいのです。来し方行く末は、その次でいいのです。情報に引っ張られて、〝今〟の言葉を聴けなくなってしまうのであれば、むしろ、その情報は邪魔です。

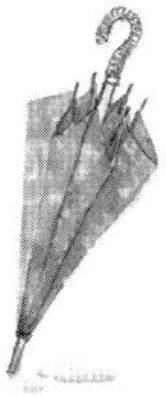

## ❷べらべらしゃべらなかったか

相手との話が終わって振り返った時、話していた割合は、相手が8割、自分が2割。それ以上の割合で自分のほうが話していたとしたら、しゃべりすぎです。大いに反省すべきと心得ましょう。友だち同士で楽しくおしゃべりしているのであればどっちが多くしゃべってもいいのですが、それとはわけが違います。

あとで詳しくお伝えしますが、私はいつも「心のトイレ」でありたいと思っています。トイレというものは、出したい人が来るところです。相手の方は、気持ちをはき出したいのです。つまりしゃべりたいのです。出したくてトイレに来たのに、トイレのほうが出してきたら大いに困ります。だから、こちらから話すことは極力ひかえるようにしています。

「いや、これだけは私から話しておいたほうがいいことだ!」と勢い込んで思うことがあったとしても、そのうちの9割は話さなくてもいい内容だということを私は経験上わかっています。

## ❸「うまいこと言った」と満足していないか

今日はなんかいいこと言えたんじゃないかな。今日はなんかうまくいったんじゃないかな。そんな気分になっている時ほど、赤信号。

会話はシーソーのようなもので、こちらがぽーんと上がれば、相手が下がる。こちらが下がれば、相手がぐーんと上がる。そんな感覚を持っています。だから、帰り道に自分が「今日はうまくいった」と思ったとしたら、たぶん、相手の方は今頃モヤモヤしているだろうということです。

こっそり他人様が会話している様子を観察すると、しばしばこんな場面に遭遇します。相談を受けているAさんが口角泡を飛ばして話していて、相談を持ちかけたBさんがなぜか本題を話すこともできずに、ただただうなずいてAさんのご高説を賜《たまわ》っている……。

そんな2人のその後の気持ちは手に取るようにわかりますね。Aさんは、「今日さあ、なんか相談受けちゃって。これも人助けよね！」。Bさんは、「疲れた……。話さなければよかった」。最悪のシナリオです。こんなことにだけはならないようにと肝に銘じているのです。

## ❹滔々と説明しなかったか

私は看護師で、僧侶で、ケアマネジャーです。しかも四捨五入すると、もうかれこれ60年生きてきたので、専門職としてはもちろん、母親として、妻として、未亡人として、それなりの経験値もあります。なので、説明したくなるのですよ。

「ああ、その症状はね、こういうことよ……」

「何を言っているの、そういうことあるわよ。私もさあ……」

「あのね、仏さまはね、こういうおっしゃっているの……」

などなど。こんなふうに話し始めた時の私の鼻は「ニョキイ〜」っと伸びているのではないでしょうか……おお、いやだ。

私には、相手に問われたことがなまじ自分の知っていることであったりすると、説明したくてうずうずしてしまう性分があります。しかも、滔々と説明しながら、何かとてもよいことをしている気分になって、「私、もしかして他人様の役に立っている?!」と自己肯定ゲージが上がってしまいます。これは、そうとうイタいです。

問われているのだから説明してよいのではないか、とお考えになる方もいらっしゃるでしょう。もちろん、そういう場合もあります。でも、今はどういう立ち位置で相手の話を聞いているのかということを、常に意識する必要があります。

私は自分の中にいくつものエンジンを搭載しています。看護師エンジン。僧侶エンジン。ケアマネエンジン。母エンジン。妻エンジン。未亡人エンジン。今、自分がどの立場でものを言えばいいのか。つまりどのエンジンを使って会話すればいいのか。その選択を間違えると、相手の時間をだいなしにしてしまいます。

でも、やっぱり使い慣れたエンジンは動かしやすいもの。自分のクセをしっかり把握して、暴走しないように常に戒めておくことが重要です。

## ❺説得しようとしなかったか

話をしていると、「なんとかわかってもらいたい！」という気分になる時があります。相手から、「そうか。わかった」という言葉を引き出したいのです。そういう気分になってしまうと、相手から「そうか。わかった」を引き出すために、あの手この手を使って説得しようとします。

「同じ病気だったＡさんは、この方法でよくなったって。だから……」

「そんなこと言わないで。お母さんが悲しむでしょう。だから……」

「頑張るのが、あなたの義務だと思うの。だから……」

とにかく、あちこちから材料を引っ張ってきて、相手をねじ伏せようとします。なぜでしょう。

身体にいいことだからとか、医者が言っていることだからとか、常識だからとか、説得する理由はたくさんあると思うのですが、一番の理由は〝自分が安心したいから〟ではないでしょうか。

「わかった」とむりやり言わせて一番安心しているのは〝自分〟。これは、甚《はなは》だいただけないことです。しかも、そのあとに続く「だから……」で、〝自分が望む行動〟を相手にとってもらおうとするのです。最低ですよね。

逝く人を支える場合は、相手に納得してもらうことがゴールではありません。もちろん、こちらの思うように動いてもらうこともゴールではありません。だから、そもそも「説得する」スキルが発動する機会なんてないのです。

## ❻下手に励まさなかったか

「私なんて生きている意味がない。もう死んでしまいたい」

「そんなこと言わないで。あなたは生きているだけで意味がある。私はその笑顔に救われているのよ」

ひしと抱き合って涙を流し、主人公は生きる気力を取り戻す。映画やドラマだと感動の場面になるのでしょうが、実際はそんなに甘くありません。あまりの重さにかける言葉も見つからないというのが、本当のところではないでしょうか。でも、うっかりこんな茶番じみたことを口にしてしまっていた、なんてミスティクもあります。ドラマや映画のある種の洗脳と言いますか、窮地に追い込まれた時の苦肉の策と言いますか、下手に励ましてしまうのです。

「あなたは生きているだけで意味がある」と言って授けるなんて、どこまで思い上がった態度なのでしょうか。私にそれを言ってもらった相手は、嬉しいとでも？それが救いになるとでも？　どんだけ上から目線なのだ?!　という話です。

「生きているだけで意味がある」というのは、私が言うことではありません。相手が自分で「私は生きているだけでいいんだね。それだけで意味があるんだね」と心の底から思えるのでなければ、まったく意味がありません。私は、そうなっていただく日を夢見て、黙ってそばにいるだけです。しゃしゃって下手に相手を励ましてはいけません。

## ❼ごまかさなかったか

どう答えればいいかわからない場面で窮《きゅう》すると、なんとかごまかしてでも突破したくなります。たとえば、「もう死んでしまいたいのに、お迎えが来ない。早く来てくれるように頼んでおくれよ」なんて言われる時でしょうか。「そうね、さっそくあの世に連絡しておくわ」と言うわけにもいかず、かといって毎回この台詞につきあうのにも嫌気がさしてきてしまった。そんな時です。私は若かりし看護師時代、「ああ、はい。さ、お薬飲んでくださいね」などと息をするようにごまかしていたことがありました。

ごまかすということは、こちらにとっては窮地を脱出するための手段ですが、相手にしてみたらどうでしょう。毎回口にするということは、それだけ今ひっかかっている最重要事項だということ。それを投げかけたのに、ごまかされたら……少なくとも信頼関係は壊れてしまうでしょう。

さらに悪いことは、ごまかしているということに自分でも気づいていない場合です。このほうがやっかいで、罪深い。常に振り返って確認することが必要です。

## ❽ 安易にHOW《ハウ》 TO《トウ》の提案をしなかったか

たとえば、「最近、眠れないのよねえ……」「医者からは○○と言われたんだけどさあ……」「このところ食欲がなくて食べたくないんだ」。こんなふうに言われたら、どう応えましょう。知識と経験があればあるほど、この問いかけにHOW TOの提案をしたくなってしまうのではないでしょうか。少なくとも、私はそうなのです。具体的なやり方を伝えることが相手のためになると考えてしまいますし、やり方をあれこれ提示できるほうが「できる人」感が満載ですからね。

しかし、逝く人を支えようとして相手の話を聴かせていただく時、HOW TOの提案はとんだ的外れかもしれません。ただ、黙って話を聴き、そばにいるだけでいいのです。

専門職の方、たとえば医師、看護師、ケアマネジャー、介護職、これらの人たちはみんな具体策を提示して、実際に動くことで問題を解決することを得意としています。そのための勉強もしてきたし、訓練も積んできています。問いかけに対して、ＨＯＷ ＴＯの提案で応える人は世の中に山ほどいるのです。

対して、逝く人を支える場面で〝事象〟ではなく〝心象〟に向き合う役割を担う専門職は皆無に等しいのが現状です。私はこの役割を、介護職をはじめとしたケア職が担うべきだと考えます。皆さんに求められているのは、安易なＨＯＷ ＴＯの提案ではないということです。本当はそのほうがずっと簡単なのですけどね。

## ❾上っ面な言葉を並べなかったか

「手入れを楽にするために長かった髪を切ったの」

「寝たきりで顔もむくんじゃったし。こんな状態をさらして生きているのは屈辱」

「それでも生きろっていうの？」

そうつぶやいたＡさんにどう応えるか、というワークショップをやりました。

回答例をご紹介します。

「私はそんな姿を愛《いと》おしいと思いますよ」

「おじいちゃん、おばあちゃんになったら、みんなそうなるんだから」

「息子さんや娘さんにとっては、お母さんが生きていることが大事なのよ」

「女性だから気になりますよね。つらいですよね」

「周りのみんなが気にしてくれているんですよ。受け入れて、元気出していきましょう」

「生きていてほしいです。がんばってほしい」

「専門家のアドバイスを聞きながら、社会とつながっていきましょう」

経験は、もっとも効率的な学習です。人の振り見て、我が振り直せとはよく言ったものですね。

## ❿ 覚悟はあったか

「私に何かできることある？」という言葉をけっこう耳にするのですが、そのたびに「そんなこと言って大丈夫？」と思ってしまいます。日常的ケアの中でしたらいっこうにかまいませんが、せっぱ詰まっている状況でそれを言うのは「覚悟」あってのことかしら、と心配になってしまうからです。

以前、こんな失敗をしました。終末期を迎えた友人がとても落ち込んでいる様子を見かねて「私にできることある？　いつでも電話して」と言ってしまったのです。

ヘルプ要請の電話も最初のうちはよかったのですが、それが夜といわず朝といわず頻回になってきた時、私のほうがギブアップしてしまいました。ひとえに悪いのは私です。「覚悟」もなく、いい加減な気持ちで踏み込んだからです。

1人の人間と人間が、真っ正面からかかわり合おうとすること、それが逝く人を支えるということです。だからこそ、自分の言葉に「覚悟」を持たないといけません。できることとできないことの境をきっちりと意識しておかないといけないのです。

「私に何かできることある?」

よほどの「覚悟」がないと私には言えない言葉です。

## ⓫「わかる」という言葉を簡単に使わなかったか

買い求めて読んだ本や、参加した研修会で「相手の気持ちになって……」「利用者さんの立場に立って……」「共感が大切です。共感しましょう」と、しごく当たり前に読んだり聞いたりしてきましたので、なんだか「共感」ってできることなのだと思っていましたが、ここに訂正します。

「共感」は、できません。

食べて、寝て、元気に仕事をしている私が、病む人の気持ちがわかるわけがない。腰痛持ちくらいの私が、全身が絞られるような痛みをわかるわけがない。1度も死んだことのない私が、死を目前にしている人の気持ちがわかるわけがない。

そもそも、自分自身のことでさえよくわかっていやしないのに、他人の気持ちに共感するって、無理な話ですよね。「わかります」と言ったとたんに、間違いなく大嘘つきの愚か者になってしまうでしょう。

それでも、1ミリでも近づきたいと、ただただそれだけを思って、話に耳を傾けているのです。「わかるわけがない」という謙虚な気持ちをいつも忘れないでいたいと思っています。

## ⓬相手のためだけに口にした言葉だったか

今日は真摯に「相手のためだけの言葉」を口にしようと誓ったら、1日中、とっても無口になってしまいました。いかに、普段、自分を守るため、自分が満足するため、自分をひけらかすための言葉ばかりを口にしているのだろうと、愕然《がくぜん》としました。

「さあ、もうお疲れでしょうから、今日はこのくらいにしておきましょう」

こんなふうに相手のことを思いやって口にしているように聞こえる言葉でさえも、〝そろそろ切り上げたい〟という己の打算が入り込んでしまっているのです。

だから、逝く人と向き合う時には常に今口にした言葉は〝相手のためだけに口にした言葉〟だったかということを、しっかり意識しなければなりません。

脱自己防衛、脱自己満足、脱自己顕示。

相手の話を聴かせてもらっているのに、無神経にも自分のための言葉を口にするくらいなら、黙っていたほうがまだましです。〝沈黙〟は、私が1番大事にしているコミュニケーションです。

## ⓭自分に酔っていないか

本当に誰かの支えとなっている人は、決して表には出てこないものです。こんなふうに本を書いたり、講演をしたりしているような者とは比べものにもならない〝本物〟が、世の中にはたくさんいらっしゃいます。心のケアが深くなればなるほど、それを他者に見せたり、伝えたりすることはできないのです。

逝く人を支えるとは、その人の心の奥深くにあるスピリチュアルな痛みをケアすることです。スピリチュアルな痛みをケアする真の実践者は、よもや人助けをしているなんてことはみじんも思っていません。そんな〝自分に酔っている〟ような愚かな思いは、決して抱かないのです。

ただひたすら、黙々と、慈悲を貫く。それがスピリチュアルケアの真髄と心得ています。

「13の戒め」をご紹介しました。逝く人と向き合うのは難しいなとか、普段の自分を振り返って痛いところを突かれたなどと思った方もおられるかもしれません。そう反省した人は、スピリチュアルケアの感性があると思います。

看取りの場面で大事な役割を担っていくであろうケア職が、これからの多死時代を救うキーパーソンになると私は考えています。だからこそ、正しい向き合い方を真摯に追求していただきたいのです。

ぜひこの本を最後まで読んでみてください。読み終わったあと、もう1度この戒めに目に通していただき、「なるほど」と、腹に落としていただければ幸いです。

# 第1章

# 多死時代を前にして

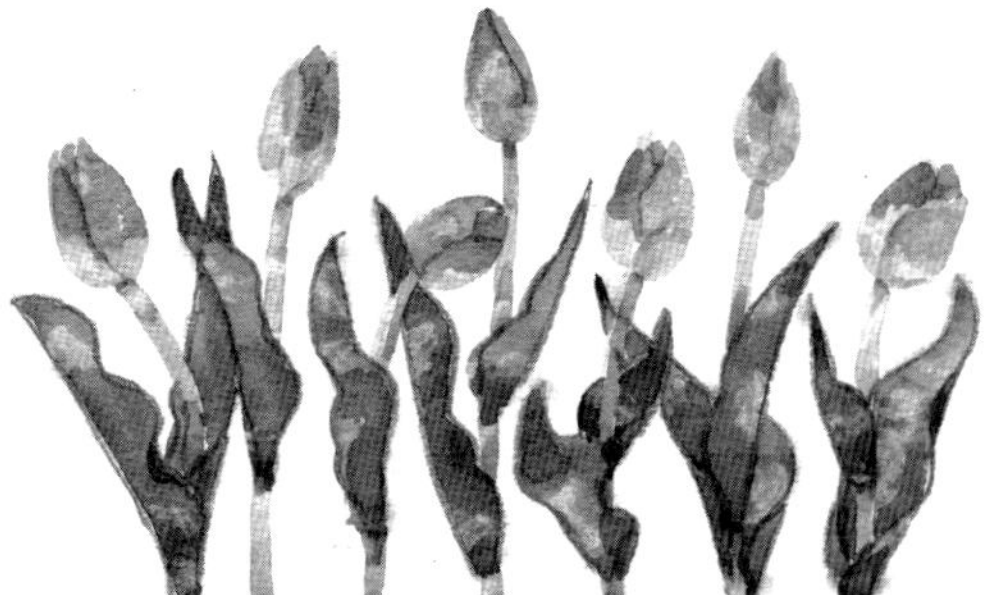

## 未曽有の多死時代を迎える日本

ケア職による「逝く人の心に寄り添うケア」を具体的に考える前に、まずは現在の日本がどのような状況にあるのかをおさえておきたいと思います。

次頁のグラフをご覧ください。これは「日本の高齢化の将来推計」をグラフにしたものです。高齢者福祉に携わっている方なら、どこかで1度は目にしたことがあるのではないでしょうか。

このグラフが示している特徴は、一言で言えば〝総人口に対して、後期高齢者（75歳以上の人）が占める割合が非常に多い〟ということです。2019年現在、日本の高齢化率（高齢者の割合）は世界最高です。高齢化率が高いということは、税金の不足、介護の人手不足、医療費の高騰など社会的な問題が山積みになるということを意味します。

日本がこの超高齢社会をうまく乗り越えることができれば、世界各国のお手本となるでしょう。一方で日本が失敗すれば、「ああはならないようにしよう」と

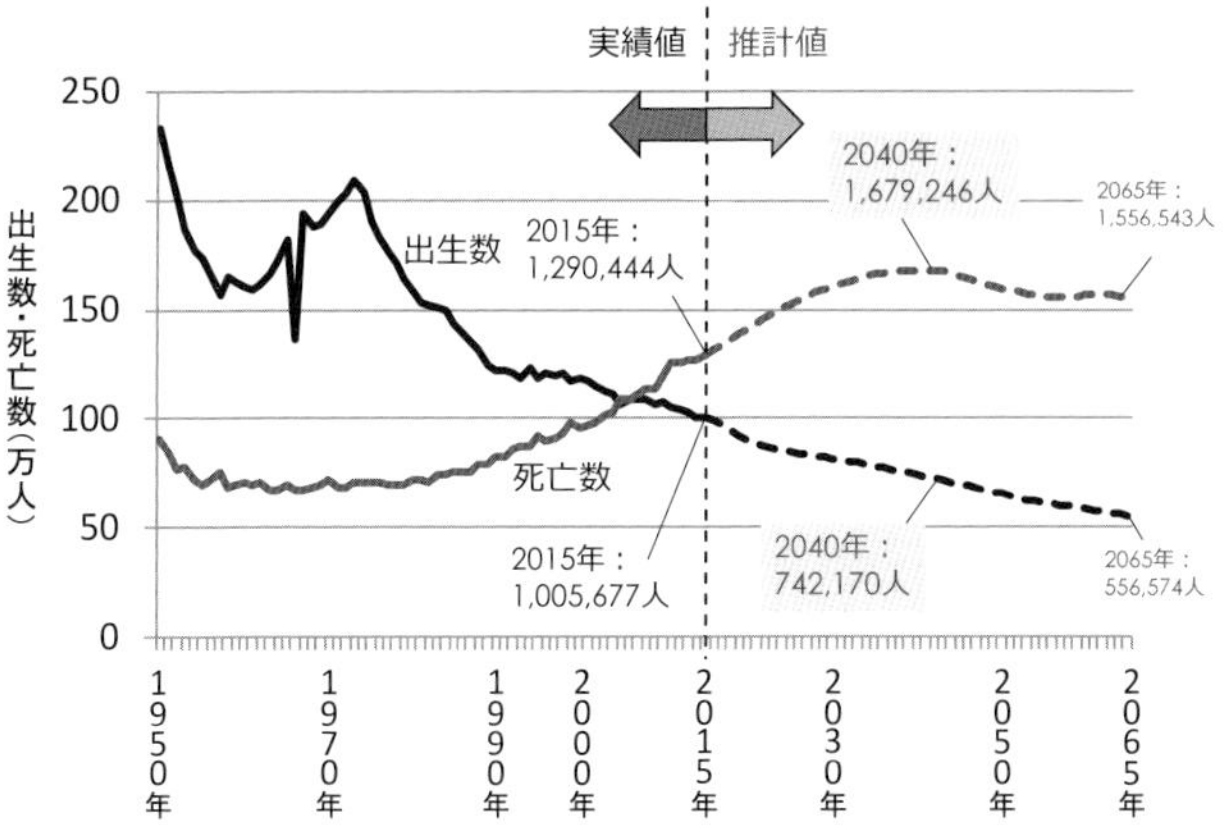


出典：総務省「国勢調査」および「人口推計」、国立社会保障・人口問題研究所「日本の将来推計人口」（2017年推計）：出生中位・死亡中位推計」、厚生労働省「人口動態統計」より改変

言われるでしょう。良くも悪くも日本は今、世界が注目するモデルになっています。それくらい、日本では後期高齢者が爆発的に増えているのです。

後期高齢者が多いということは、当然のことながら亡くなる人も多くなります。ちなみに今、1億2千万人ほどいる日本の人口の中で、2018年1年間で亡くなった人は136万2千人でした（2018年人口動態統計）。これは総人口に対して、とんでもなく多い数字です。

しかも、これはまだピークではありません。年間死亡者数のピークは、これからやってきます。約20年後の2040年には、年間約168万人が亡くなるといわれています(注)。これは「かもしれない」ではありません。確実にこの数字の人々が亡くなります。というのは、この数の高齢者予備軍が今、生きているからです。まさに、多死時代の到来です。これだけの数字になると、病院のベッド数が足りなくなります。おそらく今後、緩和ケア病棟に入れるのはごく一部の人のみとなり、病院ではなく介護施設や在宅で亡くなる人がどんどん増えていくことでしょう。終末期のあり方が社会の重要な課題だといえます。

(注)出典:厚生労働省「人口動態統計」、国立社会保障・人口問題研究所「日本の将来推計人口(2017年推計)」出生中位・死亡中位推計

## 多死時代を担う子どもたちの今

今後、年間168万人もの人たちが亡くなる時代が確実にやってくるわけですが、この多死時代を支えるのは今の中学生や高校生の世代です。私たちの子どもや孫の世代が、多死時代のピークを迎えた時に、社会で働き、介護を担う世代に当たるのです。では、今の中学生や高校生に、多死時代を乗り切る土壌ができているのでしょうか。

いいえ、子どもたちだけの問題ではありません。私たち日本人は、「人はいつか死ぬ」という当然のことが、知識としてわかっていても、自分のことや家族に起こることとして実感をもって理解できているでしょうか。

本来、「死と向き合う」ということは、一朝一夕にできることではなく、ある程度の知識と経験が必要です。それなのに、多死時代を迎える令和の私たち日本人の暮らしは、以前と比べて人が亡くなっていく過程に立ち会う機会が減っていることが大きな問題だと私は思います。具体的にイメージしてみましょう。

ひと昔前の日本人は大家族で、おじいちゃん、おばあちゃんと一緒に暮らしていました。元気だったおばあちゃんが、ある時病気になって、奥の部屋で寝込むようになります。すると、家の中で遊んだだけでお母さんから「おばあちゃんが寝ていらっしゃるから静かにしてね」と注意されるようになり、子ども心に不便な思いをしながらも、ときどきおばあちゃんの部屋をのぞきに行ったりします。どんどん痩せていくおばあちゃんの姿を日常的に見ることになるわけです。

そしてある日、近所の人たちがワラワラと集まってきて、お葬式が開かれます。動かなくなったおばあちゃんの姿と、最後に温かなお別れの時を共有するみんなの姿を見て、「人間はいつか、ああやって人生を仕舞《しま》っていくんだ」と、幼い頃から生活の中で生死を学ぶことができたのです。

ところが今はどうでしょう。核家族化が進み、おばあちゃんは遠く離れて住んでいます。共働きの両親は忙しく、頻繁に里帰りをする時間的な余裕がありませんから、おばあちゃんにはお盆とお正月に会える程度です。

ある日おばあちゃんが病気になったと聞いて、2〜3回お見舞いに行ったりしているうちに、おばあちゃんが亡くなったことを親から聞かされます。

最近、都市部では、ご遺体が家に帰らないことが多くなりました。病院で亡くなると、病院からそのまま斎場に行くケースが増えているのです。火葬場もいっぱいで2週間待ちなどということも多く、その場合ご遺体は自宅ではなく、葬儀屋さんで保管されます。

そんな状況ですから、子どもたちも「おばあちゃんが亡くなった」と言われてもピンとこないのは当然です。病んでいくプロセスも、亡くなる前後の姿も見ないまま、小さな白い箱に入ってしまうのですから。

これは「良い」とか「悪い」という種類の問題ではありません。私たちの生活から「死と向き合う」過程がすっぽり抜けてしまっているのは、今ある現実なのです。

## 現代医学の問題点

私たちの生活から死と向き合う過程が抜け落ちた原因は、核家族化だけではありません。実は戦後75年かけて発展してきた〝現代医学〟が、「地域で死をみることを許さない仕組み」を作り上げてしまった側面があるのです。

その主な原因は「延命至上主義」「死のタブー化」「医療の専門化・細分化」「生と死の境の多様化・曖昧化」の4つです。1つずつ簡単に見ていきましょう。

### ① 延命至上主義

医師は大学の医学部で、6年かけて命を救うための医学を勉強します。その間、死について学ぶ時間はほとんどありません。

「どうやって治療して社会復帰させるか」「治らないなら、どうやって現状を維

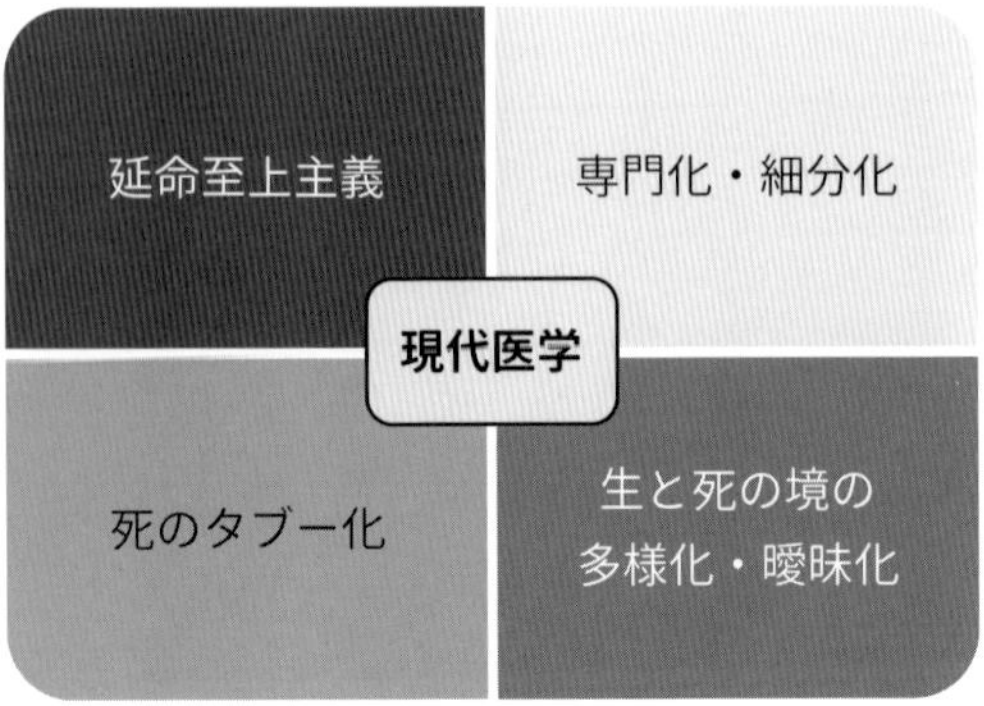


持するか」については日々研究が進み、どんどん発展しています。

しかし、これだけ発展した現代医学をもってしても、必ずいつか手の施《ほどこ》しようがなくなる日がきます。その時に「どのように逝かせるか」について、現代医学は学んでいないのです。

助けることに使命があるわけですから、当然、延命至上主義になります。現代医学にとって「逝き方を考える」「処置をせず、命を仕舞うのをただ穏やかに見守る」ということは、一種の敗北なのです。そのため、私たちも自然とその考え方にならって、逝き方を考える機会が奪われているのだと思います。

第2章で詳しく書きますが、私は夫をがんで亡くしました。夫は治療や入院を拒《こば》んだので、病院で行うような治療行為はせず、在宅で看取りました。死期が近づくと食べられなくなり、水分を受けつけなくなり、まさに枯《か》れるように亡くなりました。その生き物として自然な「穏やかな最期《さいご》」を目の当たりにしたことが、私が延命至上主義に疑問を持つきっかけになりました。

## ②死のタブー化

「これをすれば20歳若返ります」「これをすれば寿命が5年は延びます」

近年の日本は「若返り」、つまり「アンチエイジング」が大ブームです。医師が発表した若返り術の本は、医学に裏付けされていることで信用されて飛ぶように売れています。美容整形外科では、アンチエイジングの施術が大人気です。これは一方で、「命には限りがある」という当然の事実から目を背ける傾向にあるといえるのではないでしょうか。

こうした流れは、日本の食生活にも影響が出ています。私の母は山梨の山奥の出身なのですが、小さい頃は庭先で鶏《にわとり》を飼っていたそうです。現在の犬や猫のような、家族同然のペットということではありません。お祭りやお祝い事があると鶏を絞《し》めて、調理するために飼っていたのです。そうした経験を通して、昔の人は小さい頃から「私たちは、自分の命を続けるために、他の命を奪っているのだ」ということを、身をもって学んでいました。

しかし現在はどうでしょう。子どもの前で生き物を絞めるなどという「残虐なこと」は、決してしなくなりました。今の子どもたちにとって鶏肉はパックに入り、ラップをかけられてスーパーで売っている食料品のことであって、鶏とは一致しません。

ある保育園のお絵描きで、「海の中にお魚を描きましょう」と言ったら、園児の中には鮭の切り身の絵を描いた子がいたという時代です。

水族館に行って水槽で泳ぐマグロを見て、「おいしそうだな」などと冗談を言ったことはありませんか。もしかしたら私たちが、そんな冗談を言う最後の世代になるかもしれません。今の子どもたちはすでに、水槽で泳ぐマグロとお寿司のマグロが一致しなくなってきているのです。

このように、医学の発展にともなって私たちは「死」を敗北ととらえてタブー化し、死と向き合わない文化が深く根付いたため、死に対する知識が圧倒的に足りない状態に陥っているのです。

### ③専門化・細分化

現代医学は、専門分野が細分化されています。

ある人が、お腹が痛くなって病院に行きました。「先生、胃が痛いのですが」と言うと、「ごめんね、僕は脳外科なので、胃なら消化器科に行ってください」と言われました。

そこで消化器科に行って「胃が痛いのですが」と言ったら、今度は「ごめんね、僕は膵胆肝（膵臓、胆のう、肝臓）が専門なんだ」と言われた、などという笑い話が生まれるほど、現代医学は人をパーツで見ている側面があります。

これは決して悪いことではありません。専門化・細分化したからこそ医学はここまで進歩し、助かる命がたくさんあるのです。私たちは医療の細分化による恩恵もたくさん受けてきました。

しかし、高齢になると、ましてや看取りの時期が近くなればなるほど、身体の中の不調が1か所などということはあり得ません。身体はつながっていますから、どこか1か所悪ければあちこち引っ張られて悪くなっていきます。ですから、高齢になったら、身体全体を総合的に診てくれる医師とお近づきになっていただきたいと思います。

### ④生と死の境の多様化・曖昧化

現代医学は延命治療の発展によって、生と死の境が選べるようになりました。この問題については、第3章の「延命治療について理解する」で詳しく説明します。

## ケア職が日本を救うキーパーソンとなる

今、すでに私たちが「多死時代にうまく対応できない」「死ぬってどういうことか、わからない」などと言って慌てているこの状況を、若い世代にそのまま渡したら、どうなってしまうでしょう。

私は間違いなく増えると思います。

何が？

「介護殺人が」です。

今、「自分たちの問題」としてだけではなく、今を生きる子どもたちの未来のためにも、多死時代としっかり向き合うべき時が来ています。

今後、病院外で亡くなる高齢者の受け皿をどうするのか。看取るためのマンパワーをどう確保するのか。そうした看取りの問題をしっかり考えて、「病院ではなく、住み慣れた地域で安心して最期の時を迎えることができる」という状態にまでシステム化してから次世代に渡す必要があるのではないでしょうか。

こうした「地域での看取り」と正面から向き合う時、今後ケア職が担う役割はより大きく、より重要になってくると私は考えています。なぜなら、ケア職が担う〝介護〟の延長上に〝死〟があるからです。

自然死を受け止め、「食べられなくなったから死を迎える準備に入った」ということが理解できれば、「食べ続けさせなければならない」という選択肢は生まれません。過剰な延命治療を行うこともなく、住み慣れた自宅で穏やかに最期を迎えることができます。

この時に重要なことは「見守り」になります。これまでの延命至上主義がもっとも苦手にしていた「黙って見守ること」を担う専門職。それがケア職なのです。

核家族中心の家族像は今後も続くでしょうし、夫婦共働きや少子化も続くでしょう。家庭内に介護や看取りのマンパワーがありませんから、今以上に介護や看病は外注化され、死と向き合う過程がすっぽり抜けたまま家族の看取りに直面することになるはずです。どの家族もそのつど慌てふためき、悩み、てんてこまいしながら、看取りの時を迎えることになると思います。そうした家族をサポートし、本人に寄り添い、支えになることがケア職に求められています。

一方でケア職は、病院外で亡くなる高齢者の増加にともない、看取りの経験値がどんどん上がっていくことが予想されます。今後、ケア職がより社会から重宝される職業となっていくために、「看取りができる」というのは1つの大きなスキルになっていくのではないでしょうか。このスキルを高めることが、介護職の地位向上につながると私は考えます。

# 看取りのスキルを高めることが
# 介護職の地位向上につながる

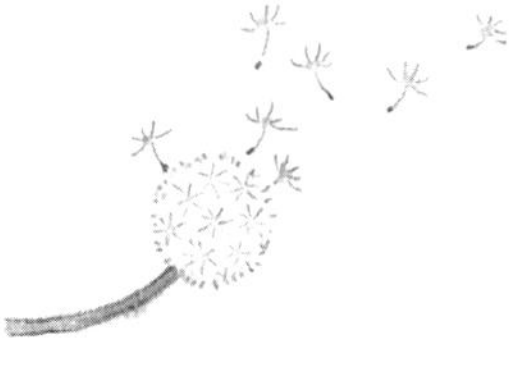

# 第2章

## 夫の看取りで学んだこと
### ～私の体験～

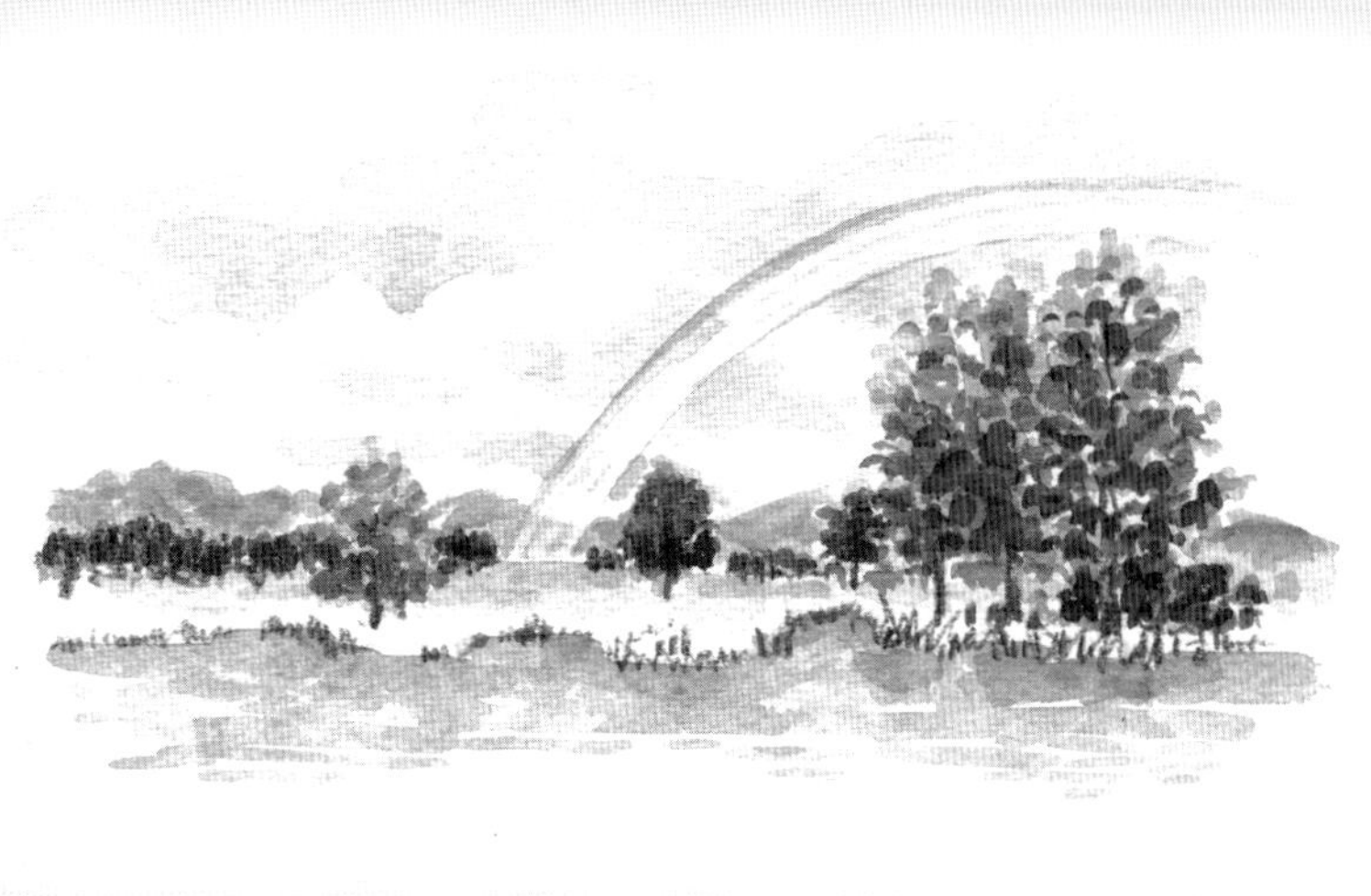

第2章では、私が在宅で夫を看取った際に、どのように介護とかかわってきたかを中心にお伝えします。

私の個人的な体験ですが、ケア職の力を借りながら在宅で看取った具体的な事例ですので、このケースから学んでいただけることもあるでしょう。ケース検討のようなつもりで読んでください。

## 在宅での療養を選んだ夫

私は女性でありながら剃髪《ていはつ》していますので、僧侶としての活動がクローズアップされがちですが、看護歴30年になる看護師でもあります。

特に希望したわけではないのですが、心臓血管外科に始まり、脳外科、消化器外科、乳腺外科と、なぜか大学病院の外科畑ばかりを担当してまいりました。「なぜ私は外科ばかり回されるのかな」と疑問に思っていたのですが、途中でふと気がつきました。「身体が大きいからだ」と。私は身長が約170センチメートルありますので、女性としては大きいほうです。外科は手術後、麻酔が醒めやらぬ状態で患者さんが病室に帰っていらっしゃいますので、「せーの！」と看護師が力仕事でストレッチャーからベッドに移します。ですから力が強そうな私が外科で重宝されたのだと理解しています。

そんなことで私は、大学病院の外科という最先端の治療をする医療現場で、何年にもわたって看護の仕事をしていました。

今から8年前、私の夫ががんになった時も、私は大学病院で看護師として働いていました。出家して僧侶となったのは、夫を看取ったあとのことです。そのことについては、のちほど詳しくお話しします。

がんの初発の際にはきちんと標準治療を受けた夫ですが、再発した時に「もう熱心に治療をしたくない。入院はしない」と言い出しました。担当のドクターから、かなり厳しい予後を言い渡された矢先のことでした。

私はなんとか夫の考えを変えようと思い、看護師の業務の1つである〝教育指導〟のように上から目線で治療法を説明し、説得を繰り返しました。ケンカもしました。

その理由はもちろん看護師としての「治療は放棄すべきではない」という価値

観もありましたが、それだけではありません。下の子がまだ小学校2年生でしたから、家族としては「治療しないということは、家族を見捨てることではないか」と感じ、つらい気持ちになったからです。

いく度となく話し合いを重ねて、結果的に私は「家にいたい」という彼の気持ちを受け入れることになりました。夫の真意が「治療をしない」のではなく、「やりたいことをやる」のだと理解ができたからです。彼は、決して私たちを見捨てたわけではありません。「最期まで自分らしく生きたい」だけだったのです。

## 夫の望み「最期まで自分らしく生きたい」を受け入れる

## 夫が在宅でやりたかったこと

夫が入院治療を拒み、家でやりたかったことというのは次の2つでした。

1つ目は、写真のゴミ取りです。

夫の職業は写真家でした。写真を撮ることでお金を稼ぎ、家庭を守ってくれていました。そんな夫は入院治療をせずに在宅で過ごす時間を使って、仕事としてではなく、自分のやりたいこととして、撮りためた大切な写真を整理したかったのです。

夫の言うゴミ取りとは、写真に付着したほんの小さな埃《ほこり》を取り除く作業のことです。専用の大きなパソコンに写真のデータを取り込んで、何百倍にも拡大し、星の数ほどあろうかという埃を1つひとつポチポチと消していきます。大きなパソコンを使いますから、確かに入院先のベッドに持ち込めそうにありません。それに、抗がん剤治療をすると、指先がしびれてマウス操作が思うようにできなくなってしまうので、それも治療を嫌がった原因の1つだったかもしれません。

2つ目は、毎日お酒を飲みたいということです。彼にとってお酒は芸術の源だったので、晩酌できる生活を続けたいということでした。確かに入院治療と晩酌は両立できそうにありません。病院という場で「健康に害があるかもしれない物を摂取することは許されない」という医学的倫理が優先されるのは当然のことです。私も看護師ですから当然医学的倫理は持っていますが、同時に彼の妻でもありました。彼がどれほど焼酎が好きで、焼酎を飲むことでどれほど生きる気力が湧《わ》くのかを知っていました。焼酎を我慢して少し寿命が延びたとしても、「ああつらい、焼酎が飲みたい」と思いながら生きるより、「今日も焼酎が飲めて幸せだ」と思いながら生きてほしいと思ったのです。

実際、夫は最期まで焼酎を飲んでいました。徐々に筋力が衰えて、グラスを持ち上げることができなくなると、ストローで飲みました。ストローでも飲めなくなったら、私が焼酎をスプーンですくい、それを舐《な》めていました。他の物が飲めなくなっても、何も口にしたくないほど食欲が落ちても、不思議なことに焼酎だけは飲み込めました。今でも、焼酎を舐めた時の夫の幸せそうな笑顔を思い出します。

家での彼の自由な暮らしぶりを見ていると、彼らしく生き抜くために入院治療が選択できない理由が、私も少しずつ納得できるようになっていきました。

## 私が介護保険サービスを利用しようと思った理由

こうして夫は在宅での療養生活に入りました。

夫の健康状態は私の当初の予想よりずっと長い期間安定していて、私たち家族の暮らしは平穏に過ぎてゆきました。ところが在宅療養に入ってから1年ほど経過したある日、アクシデントが起こったのです。

その日、私は両親と子どもたちと一緒に、夫に留守番を頼んで1泊2日の旅行に出かけました。旅行が終わって帰宅すると、夫が2階で倒れていたのです。

脳出血や容体の急変などの何か大変なことが起こって倒れたわけではなく、夫の意識は明瞭でした。ただ何気ないタイミングでグズグズッと崩れて、床に倒れたまま起き上がれなくなっていたのです。それまで自分のことはすべて自分でできていましたから、私は心底驚きました。

「1人にしておくのは危ないかな」という感覚があれば、当然旅行など行きませんでした。しかし夫はその日までまったく普通に暮らしていて、「いってらっしゃい」と言って送り出されたのです。

夫が倒れてから私が帰宅して発見するまで、半日ほどが経過していました。人間の皮膚は2時間以上動かさないと褥瘡《じょくそう》ができますから、夫も床面についていた部分が血行不良になり、黒くなっていました。加えて、同じ態勢で半日もいたものですから、関節や筋肉に拘縮《こうしゅく》が起こり、動けなくなっていたのです。

ほんの少し動かすだけで「痛い！」とつらそうな悲鳴をあげるので、その日は着替えさせて、身体をきれいにして寝かせるだけで大変な労力を要しました。「これはとても私1人では対応できない」と、自分1人での介護に限界を感じた夜でした。

翌日、まずは夫を病院に連れて行きました。皮膚が剥《は》がれ落ちて新しい皮膚が再生するまでに約1か月かかりますから、それを待つしかないという診断でした。

それから介護保険の申請をするために区役所に行って夫の状態を相談すると、近所の地域包括支援センターを紹介してくれました。その足でセンターを訪ねると、話を聞いたケアマネジャーがすぐに来てくれました。

夫を見ると、まったく立ち上がることができず、オムツを着用し、痛みもひどく大変な状況です。驚いたケアマネジャーは、すぐに介護保険の認定調査や介護用ベッドのレンタルを手配するなど、迅速《じんそく》に手続きを進めてくれました。

夫の介護は急を要していましたので、正式な決定を待つことなく、みなしで介護サービスの利用が開始されました。その後届いた認定結果は、要介護5でした。

ただ、後日談をしますと、夫の拘縮は脳血管障害の後遺症などではなく一時的な筋肉の拘縮でしたから、ある程度の時間が経てば回復するのです。半日正座をしていたら誰でも立てなくなりますが、しばらく待てば回復しますよね。それと同じで、夫は確かにまったく動けませんでしたが、その後2週間ほどで平気で歩いてトイレに行くようになり、介護保険の非該当になるような状態にまで回復していきました。

半日倒れたままだったすぐあとの夫の状態で認定調査が行われたため、「立てない、トイレにも行けない、身体がまったく動かない」ということで、重い認定結果が出たようでした。

夫が動けるようになって以降は、ケアマネジャーと「認定をやり直さないといけませんね」などと話していたのですが、結果的にはそれから半年も経たないうちに、夫は帰らぬ人となりました。

## ケアされる側とケアする側の両方を体験して

このように、急遽《きゅうきょ》導入した介護保険サービスですが、我が家は訪問介護と介護ベッドのレンタルを利用しました。

途中、夫が拘縮から回復して安定していた時期は訪問介護の利用を中止しましたが、がんの進行にともない容体が悪化し、亡くなる直前になると口腔ケアや清拭《せいしき》もお願いするようになりました。

私は現在、仕事で訪問看護に携わっています。大学病院の勤務が長かったのですが、夫の闘病をきっかけに訪問看護ステーションに転職しました。

「訪問介護を受ける家族側の立場」と「看護師として訪問看護を提供する側の立場」の両方を経験して実感したことは、訪問介護と訪問看護はまったく違った部分でそれぞれが大切な役割を担っているということです。

訪問看護は医療処置が優先されるので、決められた時間内にすべての処置を済ませなければなりません。「痛みをとってくれる」「難しい医療的処置をしてくれるから安心だ」など、本人にとっても家族にとっても心強い存在ではないかと感じます。しかし、忙しそうに処置をして去って行く訪問看護師は、本人の気持ちを支えたりすることまではなかなかできないものです。

一方で訪問介護は、より生活に密着した部分でサービスを受けることができるので、本人のためだけでなく、介護家族にとってもレスパイトになるサービスです。家族が行っていた介護を代わりに行うこともできるので、直接的に家族を助けて楽にすることができるのは、やはり訪問介護なのだと感じます。

# 直接的に家族を助けて
# 楽にすることができるのは
# 訪問介護

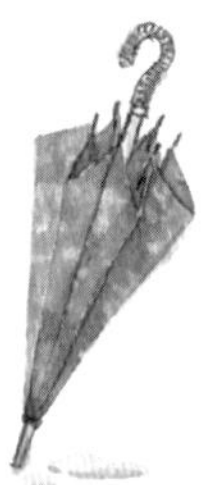

## 死にゆく人の心と身体に起こること

訪問介護を受けながら、私は夫を在宅で看取りました。仕事柄、これまでに多くの患者さんを看取ってきましたが、夫の看取りはそれまでのものとはまるで違いました。

何が違ったかというと、夫が見せてくれた〝死に様〟、つまり〝遺体〟です。彼の遺体が、それまで大学病院で私が見てきた患者さんとあまりに違っていたので、私はある種のショックを受けました。

病院にいる患者さんの多くは、点滴をしています。身体に本当に必要か必要でないかはさておいて、1日に何リットルという水分が定期的に身体の中に入っていきます。

実は命を仕舞っていく過程で、ある時期から私たちの身体はそれほど水分を必要としなくなってくるのです。そうなると体内に入った水分は消化吸収されずに、さまざまな問題を引き起こします。

まず、余分な水分は痰《たん》の材料になってしまいます。痰が増えると呼吸が苦しくなりますから、吸引します。吸引して一時期は呼吸が楽になったとしても、痰の材料である水分は点滴でどんどん補充されますから、尽きることなく次々と痰が作られます。こうして点滴は、痰による呼吸苦との闘いの原因になってしまうこともあるのです。

また、それ以外の吸収しきれなかった水分は、サードスペースである細胞と細胞の間ににじみ出て滞留《たいりゅう》します。つまり、足や手がパンパンにむくむのです。私が大学病院で見てきたご遺体はどなたもむくんでいましたから、「人間が亡くなる時はむくむものなのだ」と思っていました。

一方、夫はほとんど現代医学を使いませんでした。食べられなくなったら食べないし、飲めなくなったら飲みませんでした。最期の点滴もしませんでした。すると、乾くのです。夫の遺体はほどよくドライで、文字どおり「枯れるように」亡くなりました。

また、最期の時が近づけばどなたもお小水やお通じがあまり出なくなるのですが、それでもお腹の中に若干は溜まっています。病院では血圧を上げるための昇圧剤が投与される関係で、お腹の中に残ったまま最期の時を迎えます。ですから私たち看護師は「エンゼルケア」といって、ご遺体からそうした余分なものが出ないように、肛門や口、鼻などに詰め物をさせていただきます。

夫は昇圧剤を使わなかったので、心肺が停止する前に血圧が下がり、60を切った頃でしょうか。肛門や尿道口をはじめとする筋肉がゆるみ、お腹の中の尿や便が一気に出てきたのです。

私がオムツを交換してきれいに拭き清めると、ほどなくして夫は逝きました。自分自身でお腹の中の物をすべて出して、片付けてから逝ったのです。夫が亡くなった後、その遺体からは何も流れ出てきませんでした。

むくみもせず、排泄物をすべてあと片付けしてから亡くなったその姿は、まさに「あっぱれ」だと私は思いました。潔いというか、美しいというか……。

人間は本来、こうして無駄なく命を仕舞っていけるのだと初めて知ったのです。

そして、もう1つ気が付いたことは、身体が枯れていく過程で、夫自身が死を受け入れようとする時間があったということです。力をなくしていく身体と、死を認めたくない心。その微妙な肉体と精神のバランスをきちんと保つことができました。

住み慣れた自宅で、静かに最期を迎えられたのです。もしも、病院で延命治療を行えば、死に向けて着陸態勢に入った身体を医療の力で再び上昇させ、肉体的に乱高下を繰り返し、体調が不安定ななかで、精神的にも死としっかり向き合うことができずに混乱したまま最期を迎えたかもしれません。

そう思うと、最期を迎える方にもっともよいことは、余計なことはせず、身体が要求するままにお世話してあげること、それができるのが自宅なのだということに気が付きました。

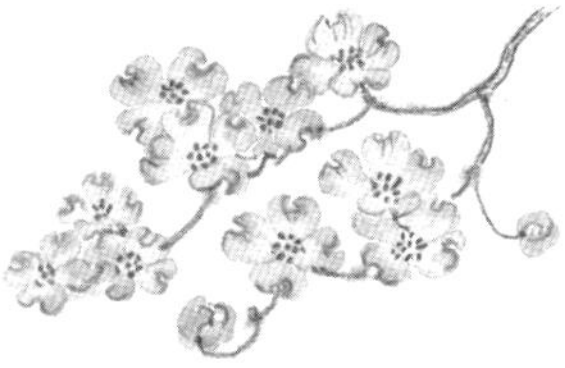

夫は自分自身でお腹の物すべて出して
枯れるように逝った
最期を迎える方にもっともよいことは
余計なことはせず
身体が要求するままにお世話してあげること
それができるのが自宅での看取り

## そうだ、出家しよう

夫の死に様に接したことで、私の価値観が根底から覆《くつがえ》ったのかもしれません。四十九日の納骨が終わると、私は出家したくなりました。

「そうだ、出家しよう」と思い立ったのです。

そこで、職場の上司に、「復職はできません。出家したいと思っています」と素直に伝えました。止められるかな、怒られるかな、などといろいろ考えていたのですが、上司は「そうか。では私の叔父が坊主なので、紹介しましょう」と言うではありませんか。私はその時、出家をしようと決めてはいましたが、何宗のどこで修業をしようというあてはありませんでした。これを運命の巡り合わせというのでしょうか。

こうして私は、高野山で得度《とくど》をすることになりました。

準備期間を取ったのち、私は約1年間高野山にこもり、修業をしました。

高野山とは空海（私たちは「お大師様」とお呼びします）が、黒と白の犬に導かれて見つけた土地だと言われています。実際に高野山に登ってみるとどこか生死を感じると言いますか、異世界とつながっていそうな、不思議な感覚がする空間でした。

「高野山真言宗の修業は50歳になると肉体的についていけない」と言われるほど厳しいとは聞いていましたが、実際の修行は想像以上でした。修行中は電話やメールなどの外界との連絡はすべて禁止されており、肉体的にも精神的にも厳しい1年間を過ごしました。

スタート時は十数名の尼僧のたまごがいましたが、途中自ら下山した者もおりましたし、何らかのことがあって「下山せよ!」と言われ、泣く泣く去って行った者もいました。

最後には口伝《くでん》で密をいただき、私はようやく正式な僧侶となったのです。

## 出家して、何が変わったのか

無事に修行を終えた私は下山し、訪問看護の職場に復帰することになりました。

剃髪《ていはつ》して作務衣《さむえ》を着た「尼僧《にそう》です」という見た目のままで職場に戻りました。しかし、その見た目には若干の問題がありました。

訪問看護の利用者は総じて病状が重く、最期の時の気配を感じながら暮らしている方が多くいらっしゃいます。そんなご家庭に、訪問看護を頼んだはずなのに突然尼僧姿の看護師が訪ねていくわけです。もしかすると「まだ早い！　まだ生きているよ！」「尼さんが来るなんて縁起でもない」と気分を害する利用者もいらっしゃるかもしれません。帰ったあとで塩をまかれかねません。

ところがうちのドクターは度胸がある人でしたから、「トライ・アンド・エラーだ！」などと言って、とりあえず行ってみることになりました。「もし、利用者が気分を害するようなことがあれば、ウィッグをつける」ということで合意し、職場復帰を果たしたのです。

実際に訪問看護の現場に復帰してみると、利用者の反応は思いのほか好意的でした。結局ウィッグをつける必要はなく、気分を害するどころかその逆で、私に対してより心の内を語ってくださる方がたくさんいたのです。

出家前の私はごくごく一般的な看護師でしたから、利用者が私に話してくださることと言えば「頭が痛いです」「昨日は眠れませんでした」「ここが苦しいのですが、どうにかなりませんか」など、身体的な苦痛に関することばかりでした。それもそのはず。訪問看護のほとんどは1コマ30分しかなく、その限られた時間で必要な処置をすべて行わなければいけないので、話す内容が医療にかかわることばかりになるのは当然です。

ところが出家を終えて剃髪した姿で利用者のお宅に伺うと、同じ30分なのに、皆さん心の内を話してくださることが急増しました。「死んだらどうなるのか」「私の顔にあるこのシミは守り神じゃないかしら」「どうして病気になったのが俺なんだ」など、心の内を、良いことも悪いこともお話しくださるようになったのです。

これは私が修行して徳を積んだからではなく〝わかりやすくなった〟だけだと思います。ひと目見ただけで、「心の内を明かしても大丈夫な人」だとわかるようになったからでしょう。これが、私が出家をして1番感じた変化です。

こうして、「夫を在宅で看取った家族」「看護師」「僧侶」という3つの立場を経験している看護師僧侶の玉置妙憂が誕生したのです。

# 第3章

## 死と向き合える
## ケア職になるために
## ～自己研鑽とセルフ・リカバリー～

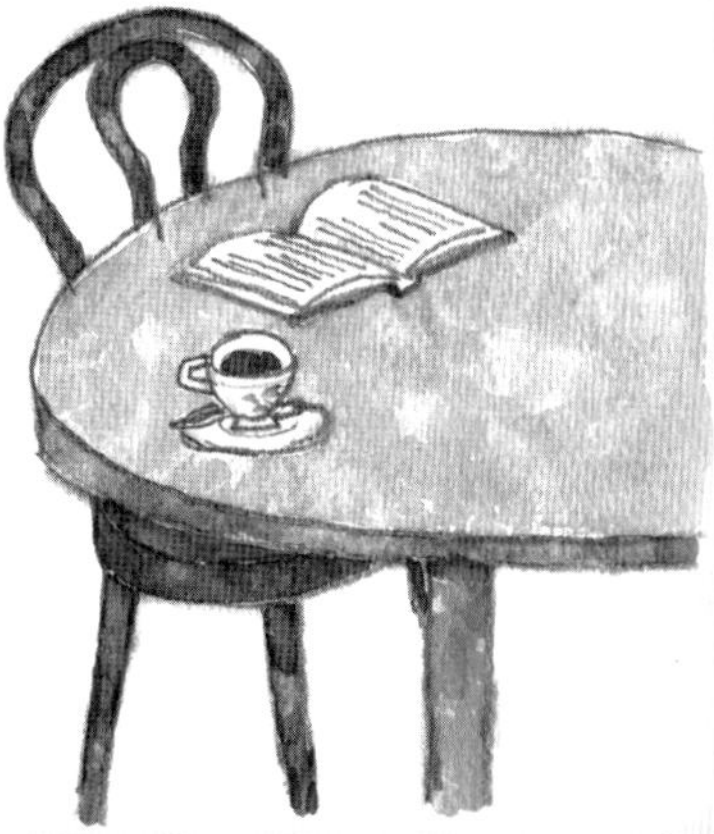

## ケア職が看取りの専門性を上げるには

ケア職は、国家資格の介護福祉士を取ったり、介護職員初任者研修を受けて現場に入る人が多いと思います。研修では介護技術の習得に重点がおかれるため、利用者に対する終末期の精神面のサポートについては、現場で経験を積み重ねながら少しずつ学んでいくという人が多いでしょう。

看護師は「准看護師」「看護師」「助産師」「保健師」「認定看護師」「専門看護師」など、勉強してきた内容によって分かれていますが、ケア職にもそうした分野別などの専門性があってもいいのではないかと私は考えています。

たとえば今後、在宅での看取りが増えるのであれば、終末期を迎えた人の心や身体の状態を勉強した「看取り介護士」がいてもいいのではないでしょうか。

特別養護老人ホームやグループホームなどで看取りをした場合につく「看取り介護加算」がありますが、看取り介護士の配置を求めるようになるのが理想的です。今はそのような資格はありませんが、看取りに特化した専門性の高いケア職が必要になってくるはずだと私は思います。

看護師は医療専門職として確立するために、科学的根拠に立脚する立場をとりました。すべてをデータ化し、人が感じる痛みや心の問題も数値化して証明したのです。そうすることで看護の技術が標準化され、社会的地位は上がりました。しかし一方で「患者さんの気持ちの機微《きび》」などの数値化できないものは置き去りにされ、そのために看護が失ってしまったものもあると思います。

令和を迎えた今、世の中の価値観が180度変わるパラダイムシフトが起こっているように私は感じています。戦後、ずっと数字や科学重視で生きてきた日本人が、近年は「人間はそういうものではないよね」ということに気が付き始めているのではないでしょうか。この流れは、ケア職にとって大きなチャンスだと思います。科学では片付けられない、「人の心の痛みに対するサポートや終末期の心に寄り添うケア」というのは、これからの日本社会が心底欲する貴重な財産となり得ます。そこで第3章では、ケア職が看取りケアの専門性を高めるためにはどうしたらいいのか。そして、看取りを支えるケア職自身が燃え尽きないように、どのようにセルフ・リカバリーしていけばいいのかについてお伝えします。

ケア職にも分野別の専門性があっていい
看取りに特化した専門性の高い
ケア職が必要になるはず

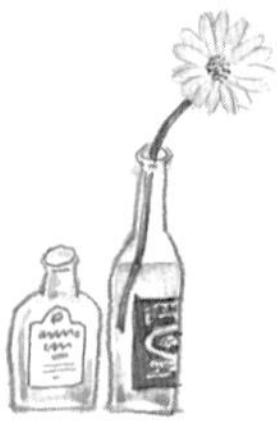

## 逝く人のフィジカルを理解する

看取りの専門性を持つケア職になるためには、終末期を迎えた人の身体に関する知識を持つことが大切です。

人の死にゆく様子は100人いたら100通りで、個人差が大きく一概にはいえません。しかし確かなことは、人はしかるべき時に、しかるべき方法で死が訪れるということです。

今生きている人の中に死んだことがある人は1人もいませんから、実際に死が本人にとってどのような苦しみなのかは誰にもわかりません。ですからここでは基礎知識として、終末期に入ると多くの人がたどる身体的変化の一般的な流れをお伝えします。利用者に次のような変化が現れたとしてもまったく当然の流れですので、慌てずに受け入れてください。

そして、もし利用者に起こる終末期特有の身体的変化に家族が戸惑っていたら、この知識を持つことで「大丈夫ですよ」と声をかけられる余裕につながればいいと思います。

## ❶身を引く（約3か月前）

外の世界に興味がなくなる状態のことです。

眠っている時間がだんだん多くなり、テレビや新聞などの情報を必要としなくなってきます。私はこの時期を、これまでの人生を整理している時期なのではないかと考えています。

寝てばかりいるなら、夢の中で作業中なのだろうと考えますし、昔話ばかりするなら、それも人生の仕舞いをしているのだろうと考え、自由にしていただきます。

## ❷食事量が減る（約3か月前）

終末期に差しかかると、食欲が落ちて、やせ細ってきます。

これは自然の流れなのですが、家族は何とかして栄養を摂らせようとします。場合によっては病院に連れて行って、病気のように治療を求めることもあるでしょう。

病院は求められれば高カロリーの輸液をしたり、胃ろうを造るなどの治療をすることになりますが、すでに身体が拒否して消化できない状態になっているので、本人は余計に苦しくなることを知っておくべきでしょう。

## ❸見当違い（約1か月前）

残された時間が1か月ほどになると、「お迎え現象」と呼ばれるような不思議な体験をしたと話す人が多くいます。

「おばあちゃんが川のところに立っていた」という三途の川の話を聞いたこともありますし、「毎晩船がお迎えに来る」と言う人もいました。ちなみに私の夫は、ウトウトするたびに南米のグアテマラに行っていたようです。

これらの現象は現代医学で説明すると「慢性的な酸欠による幻覚」ということになります。もし利用者がお迎え現象を訴えるようになったら、「縁起でもない」などと本人が話す内容を否定したりせず、「あなたはそういうものが見えたのね」とそのまま受け取りましょう。

## ❹ さまざまな身体の変化が現れる（約1か月前）

お迎え現象と同じ頃から、身体の恒常性《こうじょうせい》を保つ機能が弱まってきます。それにともない、血圧が低下し、心拍や呼吸、体温などが不安定になります。ときに、身体に触れると、暑くもないのにじっとりと汗をかいていることがあります。これは血圧が下がって冷や汗をかいている状態で、終末期に現れる身体的変化の1つです。

この時期に行う医学的処置である昇圧剤や栄養剤の点滴は、水分を吸収できずに身体がむくんだり、痰《たん》が増えて呼吸が苦しくなるなど、本人にとって効果よりも苦しさのほうが増してしまう場合があります。

## ❺ 痰が増える（1〜2週間前）

身体の機能が不安定になると、今度は痰が増え始めます。

普段、私たちの身体はウィルスなどが体内に侵入した時に痰が増えます。しかしこの時期の痰は体外からの異物が原因ではなく、気管の機能が低下して粘液の水分をコントロールすることができなくなったために発生します。ゴロゴロと音がするので苦しそうに見えますが、本人はそれほど苦しくはないと言われています。

この時期の過剰な水分投与は、この現象を加速します。「食べられないから、飲めないからとりあえず点滴をしている」という水分補給のためだけの点滴であれば、むしろ使用しないほうが本人は呼吸が楽になるかもしれません。

## ❻様子の変化（数日前）

ずっと不安定だった身体の機能が突然安定し、比較的体調が楽になることがあります。周りから見ると回復傾向に転じたと見えるかもしれませんが、残念ながらそうではありません。

もしこの時に「あの人に会いたい」とか「あれが食べたい」といった本人の希望があれば、なるべくかなえてあげたいものです。

「元気になってからいくらでも食べればいいじゃないか」といってこのチャンスを逃すのは非常にもったいないことです。もし体調がよさそうな日があったら、後悔がないように希望をかなえてあげられるといいですね。

## ❼最期の時（48時間〜数時間前）

残された時間が24時間を切ると、ほとんど尿が出なくなります。その頃から、顎《あご》を上下に動かす「下顎呼吸《かがくこきゅう》」も始まることがあります。下顎呼吸に気がついたら、親族に連絡をとったほうがいいでしょう。

さらに時間が経過すると、体内に溜まっていた尿や便が1度に出る現象が起こる場合もあります。

最期に呼吸が止まるのですが、息を吐いて止まる、息を吸って止まる、どちらの場合もあるようです。看取られた方の話を聞くと、息を吸って止まる人が多いようです。「息を引き取る」とはよく言ったものだと思います。

## ❽死後2時間で硬直

在宅や福祉施設で亡くなった場合、医師に連絡をします。心停止すると血液やリンパ液が動かなくなるため、乳酸がたまります。これが死後硬直です。

亡くなってから2時間程度で死後硬直が始まりますので、もし着替えさせたい服がある場合は早めに着替えさせてあげたほうがいいでしょう。

また、きれいな状態でご遺体を保つためには、エアコンを最強にして部屋をすぐに冷やすことも大切です。

エアコンがない部屋の場合、特に夏場の暑い時期などは一刻も早く葬儀社に連絡をとって、ドライアイスなどで冷やしてもらう必要があります。

## 知識を持つことでご家族に「大丈夫ですよ」と声をかけられる余裕につながる

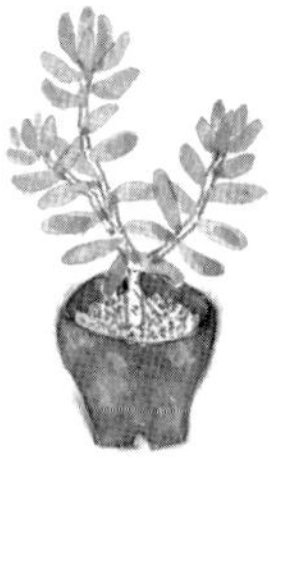

## 延命治療について理解する

終末期の利用者を支えるケア職は、延命治療についての基礎知識を持っていたほうがいいでしょう。一言で「延命治療をしますか？　しませんか？」と聞いても、具体的に何が延命治療なのかといった知識がないと、話がすれ違ったり、誤解を生んだりしかねません。

延命治療は、医療が進んだために生まれた難しい問題です。

昔はシンプルでした。食べられなくなり、飲めなくなったら手の施《ほどこ》しようがなかったからです。大切な人が逝ってしまっても、残された家族は「天寿」「寿命」「運命」など、いろいろな考え方で納得することができました。

しかし今は、延命治療の選択肢が増え、選べる時代です。そのため、生と死の境界が曖昧《あいまい》になってきてしまいました。

たとえば、あなた自身が事故や病気で延命治療が必要になった時、次の表のどこまで治療を希望しますか。一言に「延命治療」といっても、⑥の蘇生術をイメー

**あなたが望む延命治療は次のうちどこまでですか？**

（軽 → 重：身体状況の重症度）

| | |
|---|---|
| ① 輸液 | 脱水を防ぐ点滴や栄養剤など |
| ② 中心静脈栄養 | ①よりも高カロリーな栄養剤などを太い静脈に入れる処置 |
| ③ 経管栄養（胃ろうを含む） | 管を直接胃に入れたり、胃に直接穴をあけるなどして栄養を入れ込む処置 |
| ④ 昇圧剤の投与 | 血圧が下がってきた際に薬剤で上げる処置 |
| ⑤ 人工呼吸器 | 呼吸器を装着して呼吸を補助する処置 |
| ⑥ 蘇生術 | 心臓マッサージなどの処置 |

ジする人もいれば、①の点滴の話から延命治療と考える人もいるでしょう。

もしもご家族に「延命治療をどうしたらいいと思う？」などの意見を求められた場合、①～⑥のどの話をしているのかわからなければ、話がすれ違ってしまいます。まずは自分が当事者になった場合、どこまで望むかを事前に考えておくといいでしょう。

自分の延命治療について考えたら、続いて「愛する人の場合」は、どこまで希望するかを考えます。

愛する人、つまり親や配偶者、子ども、孫、場合によっては親友かもしれません。その人の命が危ないと知った時、あなたはどこまでの延命治療を望みますか。自分のこと

### 愛する人の場合

| | | |
|---|---|---|
| ① 輸液 | (1) 希望する | (2) 希望しない |
| ② 中心静脈栄養 | (1) 希望する | (2) 希望しない |
| ③ 経管栄養（胃ろうを含む） | (1) 希望する | (2) 希望しない |
| ④ 昇圧剤の投与 | (1) 希望する | (2) 希望しない |
| ⑤ 人工呼吸器 | (1) 希望する | (2) 希望しない |
| ⑥ 蘇生術 | (1) 希望する | (2) 希望しない |

なら「①まででいいよ」とドライに決断した人も、子どもや孫の話となると「⑥をしてでも生きてほしい」と感じるかもしれません。

延命治療をすれば、愛する人の命がより長く保てるかもしれません。しかし、そうすることによって本人の苦しみが増す可能性もあります。苦しめたくないと思い、治療を停止すれば死につながります。この迷いは本当につらいものです。

研究のデータによると、延命治療を決断しなければならない状況の時、本人の80％が意思表示できないと言われています。つまり、何らかの理由で意識を消失しているということです。

本人の意思であれば納得できるものも、周りの人間が、「本人はどう思うだろうか」と考えて命を選択しなければならない状況になると必ず迷いますし、どこかに後悔が生まれます。

正しい知識がない状態で、終末期の利用者や家族に対して安易に発言するのは危険です。まずは延命治療の幅の広さを知り、その選択がいかに難しいことなのかを知っておくことが大切です。

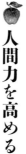

## 人間力を高める

### ①イメージする習慣をつける

人間力の基本は、想像力だと私は思います。

「自分がこう言ったら、相手はどう思うだろう」とか、「私が帰ったあと、この人はどう過ごすのだろう」といった「この先の先」の展開を想像する習慣を身につけることが大切です。

近年、私たちは想像力が貧困になってきているのではないでしょうか。たとえばSNSで話題になる写真を撮りたいばかりに、アルバイト先のコンビニの冷凍ケースに入ってしまったり、インスタ映えする写真を撮るために民家の敷地に無断で入るなど、「それをやってしまったら、おもしろい写真は撮れるけど、その先は？」という部分に気づかない。話題になる写真を撮って「いいね！」をたくさんもらいたいというところまでしか見えていなくて、その行為が社会的にアウトであることまで考えられない人が増えています。

その流れは看取りの現場にも入ってきています。知識不足も大きく関係しているとは思いますが、「食べられなくなってきたから、胃ろうを造ろう」と、目の前の問題に対処するところまでしか考えられず、胃ろうを造ったらその先どうなっていくのかが想像できない。

そんな時、経験豊富なケア職が「こうなることも考えられるし、こうなることも考えられます」とイメージを伝えられたらよいサポートになるでしょう。

その際、決して「こうすべき」という言い方をしてはいけません。蓄積した実践経験をいかすなら「こういう決断をした人もいましたし、こうした人もいました」と、事例を伝えるにとどめて、あくまでも当事者が決断できるようにサポートすることが大切です。

# 人間力の基本は、想像力

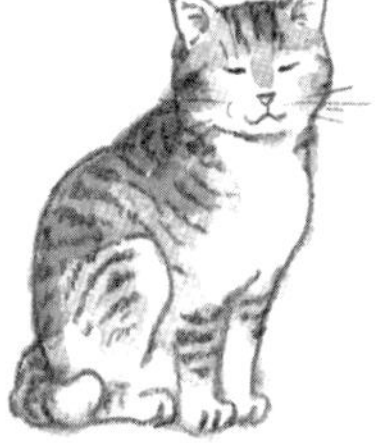

## ②経験を振り返り、そしゃくする時間を持つ

毎日の生活が忙しすぎて休む暇もない状態だと、経験を蓄積させることができません。次々と経験が目の前を通り過ぎてしまい、「10個見ても何も残っていない」ということにもなりかねません。ですから実践したことを自分の中に蓄積させるためには、その経験を振り返ってそしゃくする時間が絶対に必要です。

本来なら職場で少なくとも1週間に1回程度、今抱えている困難なケースを1人1つずつ発表して、それに対して意見を交換する機会を作れたらベストだと思います。

しかし、ケア職が時間を合わせて集まるのは簡単ではないでしょうから、せめて自分1人でもいいのでそうした振り返りの時間を意識的に持つようにしましょう。では、どのように振り返ればいいのでしょうか。

たとえば今、自分が訪問している先が何件かあり、キャパシティオーバーの状態になっているとしましょう。それに気がついたら、「今、自分は何に困っているのだろう」「何に引っかかって嫌だと感じているのだろう」ということを思い返して、紙に書き出します。

これを定期的に続けていくと、たとえば「オムツ交換をしようとした時に文句を言われた」という〝嫌なことのエピソード〟が繰り返し登場することがあったとしましょう。

初めてこの〝嫌なことエピソード〟に出合って紙に書き出した際は、「文句を言う面倒くさい人だ」と思って片付けていたとしても、同じことを別の人からも言われていたら、自分のやり方に悪い点はないか考えてみるといいでしょう。

施設ではオムツの当て方1つとっても「男巻き、女巻き」などの工夫があり、情報交換や研修をしながらスキルアップすることができます。しかし、訪問介護は1人で利用者宅に行ってケアをするので、他の人のケアのやり方を見るチャンスがありません。ですから、複数回同じ問題が起こった場合は、同僚に「○○さんのオムツ交換ってどうやっている？」と聞くなどして、他の人のテクニックを参考にしてみましょう。

こうして振り返る時間を持たないと、自分の課題が何なのかが見つからないまま疲弊《ひへい》してしまいます。それに対して振り返りの時間を持つことで課題が明確に見つかれば、自身のステップアップにつながる足がかりになります。

## ③「カルマ探し」をしてみよう

オムツ交換の方法などの明確な課題を見つけられずに、どうしてもうまくいかない状態が続くことがあります。そんな時は、「カルマ（業）」を探してみることをお勧めします。

これは仏教的な考え方なのですが、人間はカルマ、つまり人生の課題を解決するために生きています。すべてのカルマが解決すると、人は死ぬことになっているのです。生きているということはカルマが解決できていないということですから、簡単なワークで自分のカルマを探してみましょう。

その時によって悩みが違いますし、思い出すことも変わってくると思うので、カルマ探しは何度やっても有効です。この3つを並べた時に、もしも同じようなことが出てきたら、それがあなたが今かかえているカルマです。解決できていない課題は繰り返しその問題に当たってしまうはずなので、やってみるとよいと思います。

### カルマ探しの方法

❶最近あった嫌だったことを書く
❷今までで1番嫌だったことを書く
❸1番小さかった頃の記憶にある嫌だったことを書く

たとえば、「私は男運がないのよ」という人がいたとします。書き出してみると、いつもこの3つにダメな男性が絡んだエピソードが出てくるわけです。

これは男運がないのではなく、自分自身がかかえている課題なのです。自分の中の課題を解決しないことには、必ずまた悪い男性が近寄ってきます。

ケアの仕事も同じで、「毎回人とのコミュニケーションでトラブルが起こるな」と悩んでいたとします。カルマ探しをしているうちに、「もしかして、原因は私の言葉遣いではないか？」と、自分のカルマに気が付くことができたら、もう8割が解決しています。あとの2割で「どうしたらいいのかな」を考えればいいだけです。

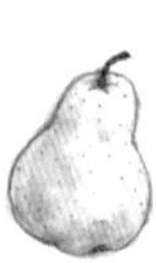

## 看取りの専門性を高める

ここまで、ケア職の自己研鑽についてお伝えしてきました。ここからは、看取りというハードな仕事を続けていくために、自分自身をどのようにケアしていくかについて考えてみようと思います。

### ①実践経験をそのまま蓄積する

ケア職が看取りの専門性を高めようと考えた時、基礎知識の次に必要なのが実践経験です。

一般的には、自分の両親と、場合によっては配偶者の両親で、3～4人の看取りしか人生で経験することがありません。しかしケア職は、仕事としてたくさんの人の看取りを経験することができます。10人の看取りに触れたならば、10個のケースをそのまま自分の経験値として持つことができるのです。

これらのケースは、これから終末期を迎えて旅立つ方々にとって貴重な先人の教えであり、学べることがたくさんあるはずです。さまざまな人の死に立ち会ってきたケア職は、家族や利用者にとって頼もしい存在になり得ます。

医療の立場で考えると、10個なら10個のケースを集めて、データ化し、数字にして一般化しようとします。

しかし、100人いれば100通りの亡くなり方がありますから、ケアの世界で一般化するのは意味がありません。ケア職は10個のケースをそのままの形で自分の中に蓄積して、自分の度量を広げる方向で活用すればいいのです。10個分の度量が広がっていれば、11個目の看取りの現場ではますます広くなった自分で対応ができます。

家族や利用者も、「このヘルパーさんはいろいろ知っている」と思って安心して、「これからどうなるのですか?」「こうなった時はどうしたらいいのですか?」と聞かれることもあるでしょう。その時、これまで蓄積してきた実践を「間違った形」で発動させないことが大切です。

間違った形というのは、たとえばAさんという例を見て「Aさんはこうだったから、Bさんもこうであるはず」という、とても狭い視野で物事を考えてしまうことです。そこに陥ってしまうと、貴重な経験がとたんに邪魔なものに変わってしまいます。

自分が10回経験してきたとしても、11回目はまったく違う人の人生です。経験値を積んでも、常に新しいことに向き合っているという心構えは絶対になくさないようにしてください。

また、家族がとても不安になっている様子だと、たくさんの事例を見てきたケア職が無意識のうちに上から目線になってしまい「こうすればいいのよ」「そんなの平気よ、何でもないことよ」と無神経な対応になってしまうのも、よくある間違いです。根底には親切心から教えてあげようという思いがあっても、結果的に土足で心に踏み込むようなもの言いになってしまってはいけません。

こうした間違いを犯さないためには、自分自身でブレーキをかけるしかありません。それはつまり、人間力を育てるしかないのです。

医療的な知識は勉強すれば身に付きますし、身体的なケアは技術を磨けば身に付きます。しかし看取りの際に必要な心理的なケアのための技術を磨くとなると、武器はケア職自身の「人間力」しかないのです。

10回看取りを経験しても
11回目はまったく違う人の人生
ケアの世界では
ケースを一般化することはできない
経験を蓄積して
自分の度量を広げよう

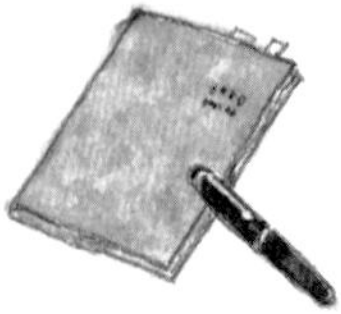

## ②「デスカンファレンス」を取り入れる

長年外科病棟で看護師をしていた経験からいうと、ケア職自身の心のケアのためにもぜひ、「デスカンファレンス」を取り入れてほしいと思います。

看護（病院）ではデスカンファレンスといって、患者さんが亡くなった時に、その患者さんにかかわっていたスタッフが集まって、その方のことを話す時間を設けます。

意図的にこういう時間を設けないと、十分に悲しんだり、心を整理したりする暇もなく、「あの患者さん亡くなったんだって」「うそ！」「ほんと」という簡単な会話だけで終わりがちになってしまいます。かかわった人が亡くなったのなら、「ああいう人だったね」「あの人のこんな場面が心に残っているな」と、きちんと悼《いた》む時間をとらないと、心の中にだんだんと消化しきれないものが溜まってしまうのです。

また、一生懸命やったのに家族からクレームが出ることもあるでしょう。そういう時もデスカンファレンスを開いて「なんで家族はそう言わざるをえなかったのだろうか」など、家族の心のケアをどうすればよかったのかを話し合います。

「自分たちのどこが悪かったのか」という反省のために開くのではありません。自分たちに落ち度はなかったことを確認しながら、一生懸命やったのに亡くなってしまったという無情さをカバーするような方向で話し合うのがポイントです。

仲間でこうした時間をとらないと、看取りは精神的な負担が大きいので心が疲れ果ててしまいます。

すべての利用者のデスカンファレンスを開く必要はありませんが、いつまでも忘れられない、心にしこりが残ってしまいそうな人の看取りについては、月に1回程度集まって話し合えるといいと思います。

ケア職の心のケアと、次に向けた学びを深めるという両方の意味で効果が期待できるはずです。

### ③セルフ・リカバリー力を高める

デスカンファレンスは職場の体制が整わないと開催することができません。そこで、ケア職の人が今日からできる、自分自身をケアするのに非常に有効な方法が「セルフ・リカバリー」です。

ケア職の仕事の特性上、何かに頼らないとダメージから回復できないというのは危険です。「ありがとう」と言ってもらえないと満足できないとか、「すごいね」と言ってもらえないとやる気が出ないなど、自分の気持ちを満たす軸が自分ではなく他人になってしまうと、回復が難しくなってしまうからです。

この仕事は、自分が望むようなレスポンスが利用者から返ってくることはほとんどありません。ですから、自分を満たす方法は「自分ができる方法で」なるべくたくさん、30個くらい持っておくべきだと思います。

たとえば、温泉に行ってゆっくりできれば、たいていの人が満たされます。しかし現実には、温泉に行く時間もなければ、お金もありません。そもそも2泊3日も休みが取れません。自分の気持ちを回復させる方法が実現不可能だと、逆に不満が溜まってしまいます。

だったら「スーパー銭湯に行って1日ゆっくりする」を自分の回復方法に入れておけばいいのです。それさえも難しそうなら、「お風呂に高級な入浴剤を入れる」にします。

このように段階的にいくつも自分を回復させる方法を持っていれば、自分で自分の満足を作り出すことができます。

最初からうまくはいかないかもしれません。それでも繰り返しトライして、自分をうまくコントロールできる方法を身に付けていきましょう。

## 自分で自分を満たす方法を30個持つ
## それがセルフ・リカバリーのコツ

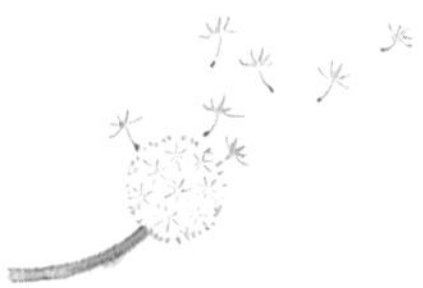

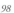

## セルフ・リカバリー最後の砦は「泣くこと」

自分で自分を回復する方法をたくさん身に付けても、看取りにかかわっているとやるせない思いを消化しきれないことがでてきます。私も時には、心が重くて眠れなくなることがあります。あまりに落ち込むと、温泉に行く気力も湧きません。そんな時のセルフ・リカバリー最後の砦《とりで》は「泣くこと」です。「仕事でつらいことがあって泣いている」というと、病んでいるのではないかとか、泣くほどつらい状況の自分がかわいそうと感じるかもしれません。しかし泣くことはまったくかわいそうなことではなくて、人間の理《ことわり》だと私は思います。ストレスが溜まれば、泣いて浄化するのです。

世の無常や死の恐怖を聞いていると、自然と涙が出ることがあります。そこには雨が降るように、風が吹くように、涙が出たという事実があるだけです。

ところが私たちの多くは、幼い頃から「泣くな」と言われて育ってきました。ですから大人になるにつれて、みんなあまり人前で泣かなくなります。仲間内でも誰かが泣くと、「なに泣いているんだ」という雰囲気になることがよくあります。社会には泣くことについてネガティブな印象がありますが、笑うのはよくて、どうして泣くのはダメなのでしょうか。感情を出すという点では、まったく同列のはずです。

私はとても落ち込んだ時は、1人で泣きます。大泣きすることもあれば、ただ涙を流すこともあります。それでスッキリして、また昨日までと変わらない日々を過ごしていくのです。

ケア職も、利用者が亡くなった時などは泣いていいと私は思います。もちろんご家族を差しおいて1番大泣きするのは「私が看取ったアピール」のようになってしまって興ざめですが、「こういう人でしたね」と故人をしのんで涙するのはよいのではないでしょうか。

利用者が死の恐怖で泣いた場合も、そんな利用者の苦しみを見て涙が出るというのは、自然なことだと思います。

ただその際に注意してほしいのは、「わかる」という言葉を簡単に使わないということです。死の恐怖は、当人にしか絶対にわかり得ません。ですから「死にたくない」と言って利用者が泣いていたとしても、「そうですよね、わかります」と簡単に言ってはいけません。「死ぬのが怖くて苦しんでいるあなたを見ていて、私は涙が出ます」と、その事実だけを伝えましょう。

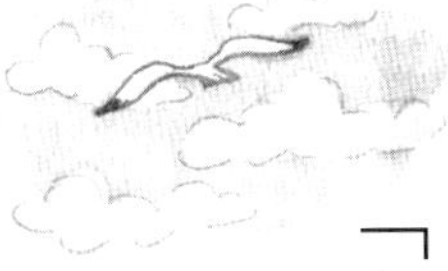

## 「わかる」という言葉を簡単に使わない

# 第4章

# スピリチュアルペインに寄り添う

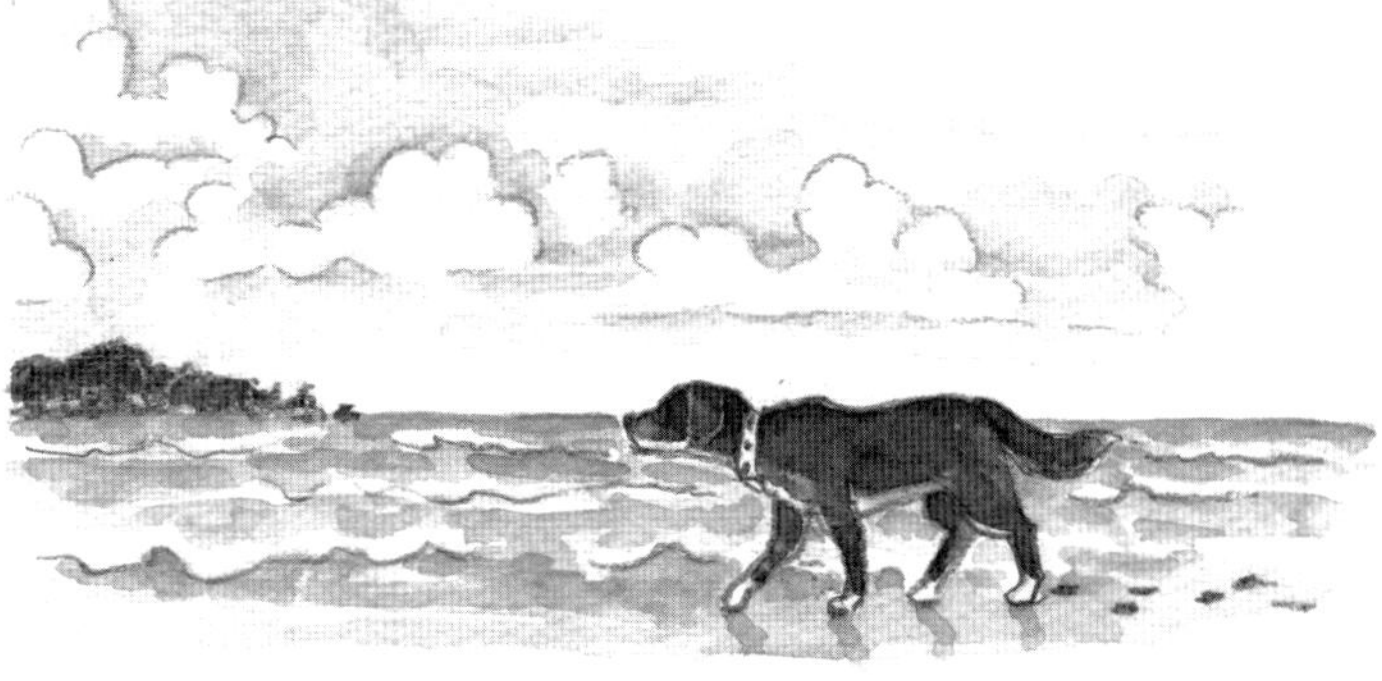

## スピリチュアルペインとは何か

自分の命の限りを知ってしまった時、ご本人のおかれた状況や性格によっては、ケア職に対して「死んだらどうなると思う?」とか「死ぬのが怖いんだ」など、心の痛みを訴える人がいるかもしれません。ケア職がこうした利用者の深い心の痛みに触れた時、どのようにとらえ、どのように振舞えばよいのでしょうか。

ここからは逝く人を支えるケア職としてもっとも大切な「スピリチュアルペイン」について解説したいと思います。

終末期にいる利用者がかかえる心の痛みを、「スピリチュアルペイン」と呼びます。これは正式な名称なのですが、「スピリチュアル」と聞いたとたんに「怪しくなってきたぞ」と思われた読者の方もいらっしゃるのではないでしょうか。どうやら「スピリチュアル」という言葉が一般的には怪しく感じられるようで、「ツボを売られるんじゃないか」「前世をリーディングされるんじゃないか」などと

## スピリチュアルとは

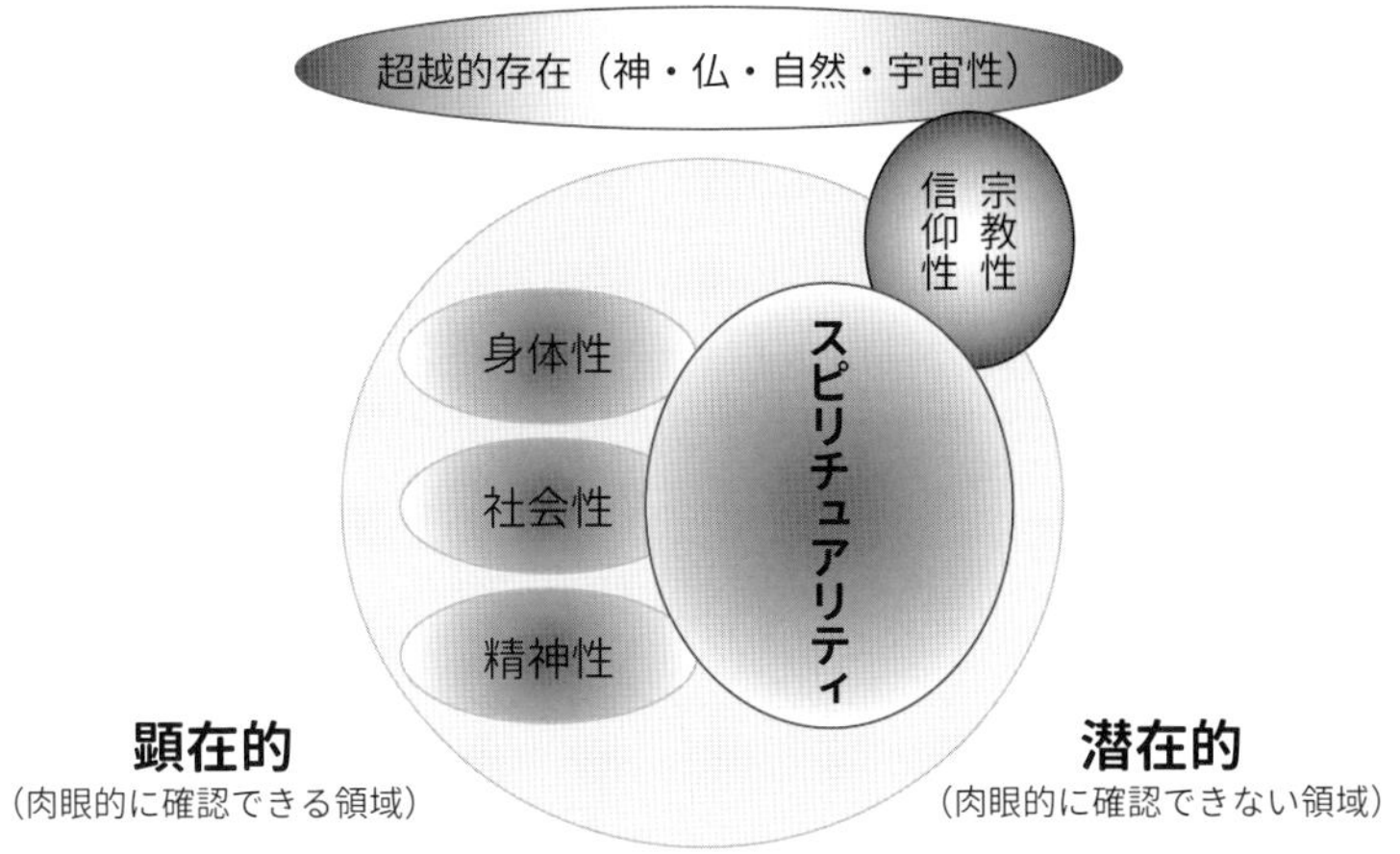


大下大圓『癒し癒やされるスピリチュアルケア』医学書院、2005年、23ページを一部改変

誤解されることがよくありますが、まったくそういう怪しい話ではありませんので、ご安心ください。

スピリチュアルペインとは、世界保健機関（WHO）が提起した健康の条件の1つです。

人間は、「身体が健康」「社会的に健康」「心が健康」の3つが揃った時、健康であると定義されています。そして2000年に、新たに4つ目の健康の定義の条件が提案されました。それが「スピリチュアルが健康」という条件です。

結局、本会議では採用されなかったのですが、この提案をきっかけに世界中で「スピリチュアルが健康とは何か」「スピリチュアルが痛んでいる状態、つまりスピリチュアルペインとは何か」に注目が集まり、医療の教科書などで表記されるようになりました。

ではこの「健康」だったり「痛む（ペイン）」状態だったりするスピリチュアルとは、いったい何なのでしょうか。

これは適切な和訳が見つかっていないため、まだ日本語にはない言葉です。私が所属している「日本スピリチュアルケア学会」という学会があるのですが、そこでもしっくりくる日本語訳はないかとよく議題にあがります。

今まであがった代表的な和訳候補には「魂」がありますが、「お墓で（火の玉が）飛びそうだ」「少し不気味な印象になってしまう」という反対意見が出て、却下されました。

それではもう少し柔らかくしようということで、「たましい」とひらがなで表記する意見もあがりましたが、ひらがなでは幼稚に見えるということで、これも却下となりました。

その後、「霊性」が候補にあがりました。実際、中国語ではこの「霊性」がスピリチュアルの訳語として使用されています。しかし、日本ではなぜかピンとこないと言われ、却下されました。

このように、適訳がいまだに見つかっていないので、怪しく感じてしまう読者の方がいることは承知しているのですが、あえてこの本ではスピリチュアルという言葉をそのまま使おうと思います。

## スピリチュアルの箱が開くとどうなるのか

続いて、「スピリチュアルが健康でない状態」である「スピリチュアルペイン」について理解していただくために、まずは私のイメージでご説明しましょう。

人間は生まれた時から、「スピリチュアル」の小さな箱を心の中に持っています。その箱の蓋《ふた》はしっかりと閉じています。その箱が開いた時、眠っていたスピリチュアルペインがムクムクと表面化してくるのです。

では、どんな時にその箱が開くのでしょうか。スピリチュアルの箱が開く原因には、次の3パターンがあります。

## ❶ 自分が大病した時

「がんの告知を受けた」「治ることのない難病になった」など、命の限りをまざまざと意識しなければならない状況に陥った時、その人のスピリチュアルの箱は開きます。

## ❷ 周りの親しい人が大病した時

自分ではなくても、自分と非常に親しい人。たとえば家族や恋人、友人などが大病などによって命の限りを知ってしまった時、自分のスピリチュアルの箱が開きます。

## ❸ 大災害や大きな事故などを見た時

非常にたくさんの命が、予想もしなかったような形で不条理に失われるのを見た時もまた、私たちのスピリチュアルの箱が開くことがあります。

東日本大震災の際に、うつ病が増えたことは記憶に新しいと思います。それは、テレビで悲惨な状況を繰り返し見たことで、スピリチュアルの箱が開いた人がたくさんいたということです。

では、スピリチュアルの箱が開いたら、どうなるのでしょうか。

「私の人生は何だったのだろう」
「生きている意味はあるのだろうか」
「あとどれくらい生きていられるのだろうか」
「もう死んでしまいたいのに、お迎えが来ない」
「こんなになってまで生きていても意味がない」
「死んだらどうなるのですか」

スピリチュアルの箱が開くと、このような言葉が次から次へと浮かんできます。

これは本人の言葉ですが、一生懸命看護や介護をしている家族のスピリチュアルの箱が開いた場合は、次のような言葉になって現れます。

「いっそのこと死んでくれたらいいのに」
「もう疲れてしまって、何もかも投げ出したい」
「何としても生きてほしい」

「何もできないのが申し訳ない」

「なんでもっと早く気づいてあげられなかったんだろう」

一生懸命看病している人でさえ、このようなことを言ったり、思ったりするようになります。周りの人が聞くと驚くかもしれませんが、これらはすべてスピリチュアルペインが言わせる言葉です。

## スピリチュアルペインの特徴

スピリチュアルペインの種、つまりこうした心の叫びの元となる感情は、大きく分けて10種類あると言われています。これらは言葉や立場が違いますが、どれも同じスピリチュアルペインなのです。

そして、スピリチュアルペインには2つの特徴があります。

### スピリチュアルペインの特徴①——答えがない

たとえば、①の不公平感から生み出されたスピリチュアルペイン「私だけがな

## スピリチュアルペインの種

① 不公平感（私だけなぜ…？）
② 無価値感（私の人生は何も意味がなかった）
③ 絶望感（何をしても無駄だ）
④ 罪責感（ばちがあたったのかもしれない）
⑤ 孤独感（誰も私の本心をわかってくれない）
⑥ 脆弱感（私は何もできない）
⑦ 遺棄感（私は見捨てられた）
⑧ 刑罰感（私は何かを間違っていたのか）
⑨ 困惑感（この苦しみをどうしたらいいのか）
⑩ 無意味感（私の人生は無駄だった）

ぜこんな目に遭わなければいけないのでしょう」と利用者に聞かれたとしたら、私たちは答えてあげたくなります。ケア職の皆さんはお仕事ですから、なおさらプロとして答えたくなることもあるでしょう。

しかし、スピリチュアルペインはどんなに投げかけられても、決して答えを出すことができません。「私だけがなぜ」と聞かれて「こうだったんでしょう」などと答えることは到底できません。答えがないのです。

## スピリチュアルペインの特徴②――箱が開いている人にしか聞こえない

たとえば、普段生活していると、テレビ、ラジオ、インターネットなど、私たちの周りにはたくさんの電波が飛んでいるはずです。しかし私たちはそこにチューニングを合わせていないので、それらの音は何も聞こえません。それと同じで、スピリチュアルペインはスピリチュアルの箱が開いている人にしか聞こえないのです。

一般的な小学生に向かって「こんなになってまで、どうして私は生きているのでしょう」などと聞いても、さっぱりわからないことでしょう。しかし同じ言葉を、スピリチュアルの箱が開いている人が聞いたら、「なんて重く苦しいことを私に聞くのだろう」と思って愕然《がくぜん》とするはずです。スピリチュアルの箱が開いている人は、相手の言っていることの意味の深さがわかるから、胸に深く刺さってしまうのです。

おそらく、この本を手にしたケア職の方は何かしら看取りに近しい経験をお持ちだと思うので、スピリチュアルの箱がすでに開いている方が多いのではないかと思います。

スピリチュアルの箱は、1度開くと2度と閉じることはありません。ですから、利用者がスピリチュアルペインを訴えると、ケア職の皆さんの心は共鳴してしまいがちです。スピリチュアルペインに心が共鳴するというのはつまり、「聞くのがつらい」という状態になることです。心の痛みが聞こえてしまうのに、聞き流すというのはなかなかできることではありません。

より具体的に理解するために、よくある場面を想像してみましょう。

病院や施設にいる母親を家族が訪ねて来たとします。母親は、家族に対して「お迎えが来てほしいと思うのに、まだ来ない。もう死んでしまいたい」というような話ばかりをします。

そうすると、どうなるでしょうか。子どもたちは、だんだんと来なくなります。1週間に1回だったお見舞いが2週間に1回になり、1か月に1回になります。周りで見ている人は「お見舞いに来なくなって、冷たい家族だ」と思うかもしれません。しかし、それは違います。そんな単純な問題ではありません。

おそらく足が遠のいている子どもたち自身も気が付いていないでしょうが、お母さんの「お迎えが来ない」、つまり「死にたい」というスピリチュアルペインを聞かされるのがとてもつらいのです。そしてつらい状況下に置かれると人間は、自己防衛のために自然とそこから距離をとるものなのです。

スピリチュアルペインは、箱が開いている人には聞こえてしまいます。そして、家族とは箱が開くものなのです。これは周りで見ているよりずっとつらい状況なのだと、近くにいるケア職にはぜひ理解していただきたいと思います。

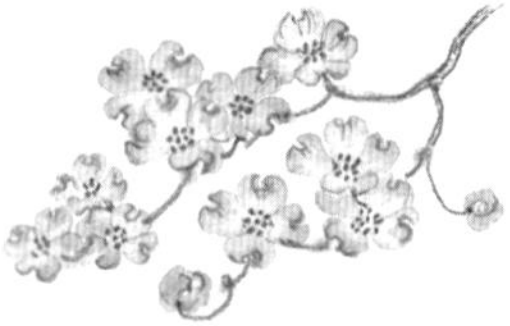

ケア職はスピリチュアルの箱が
すでに開いている人
スピリチュアルペインに
**心**が共鳴しやすい人

## スピリチュアルケアが重要になってきた背景

かつての私たちは、「どうして私がこんな目に遭わないといけないの」というスピリチュアルペインの問いかけに対して、定番のフレーズで対応することができました。

それが「寿命」「運命」「天寿」などです。つまり、「人の生き死にというのは人知の及ばないことであり、仕方のないことだ」ということで折り合いをつけてきました。

ところが、現代を生きる私たちは、治療方針から延命治療まで選べる時代になりました。「どこまで生きるかは自分で考えてください」「あなたが選ぶんですよ」と言われてしまい、寿命を自分で決めなければいけない時代になってしまったのです。もはや定番のフレーズは通用しません。

では今後、スピリチュアルペインにどのように向き合っていけばいいのでしょうか。

そのためには1人ひとりの「考え方」が重要になります。自分自身の中に軸を持たなければならない時代になった、とも言えると思います。そんな自分の軸の基礎となるのが「死生観」です。逝く人を支えるケア職は、自分の死生観を持っておく必要があります。

## 自分の死生観を持つとは

死生観というと難しそうに感じるかもしれませんが、簡単に言うと「死んだらどうなるのか?」というイメージを自分で持っておいたほうがいいということです。

死んだらどうなるのかというイメージは人それぞれですが、だいたい次頁の表の5種類に分類できます。この5種類の中で、自分は死んだらどうなると思っているのかを考えてみましょう。それが、現時点のあなたの死生観の1つです。

途中で考えが変わってもかまいません。若い頃は①で「人生は1回きり!」と考えていた人が、子どもが生まれたら「やっぱり僕はわが子の中に生き続けると

## 死んだらどうなるか（死生観）

| | | |
|---|---|---|
| ① | 肉体的生命に完結する | 命はこの世だけのもので、死んだらすべてが終わり、無になる。 |
| ② | 死後の生命の永生を信じる | 死後にはあの世があって、自分は自分のままで天国で永遠に幸せ暮らせる。 |
| ③ | かたちを変えて存在する | 輪廻転生ともいう。次もまた人間とは限らず、他の生命体に生まれ変わる。 |
| ④ | 自己の生命を子どもや孫に託す | 生物的遺伝、つまりDNAのらせん構造にのって、自分の命は脈々と続いていく。 |
| ⑤ | 永遠の生命に融合する | 超個我意識ともいう。「千の風になって」の歌のように、死後は風、空の星、宇宙などに溶け込んで同一化する。 |

思うので、④でいきます！」と変わる人ももちろんいますし、「ずっと②で天国に行くイメージでしたが、年を重ねたらなんとなく風になるイメージになってきました」という人もいますが、それでいいのです。

死んだことがある人はいませんから、正解など誰にもわかりません。ただ、利用者から「死んだらどうなると思う？」と聞かれた際に、「私はこうなると思います」と答えられる価値観、つまり死生観を持っていること自体が大切なのです。それについて考えたことがないと答えられなかったり、ごまかそうとしてしまいますが、自分の中で一応の答えを持っていれば、その質問を会話として成立させることができます。

## 利用者と死生観について語らう

もっと具体的にイメージしてみましょう。

もし利用者から「死んだらどうなるのだろう」といった話題が出たら、まずは、「○○さんはどうなると思っているのですか?」と聞いてみるといいと思います。こういう質問をしてくる人は、ご自身の意見があるものです。おそらくこちらが質問すれば、ご自身の考えを話してくださるでしょう。

重ねて「あなたはどう思っているの?」と聞かれたら、「私はこうなると思っています」と、自分の死生観を話してもいいでしょう。相手の意見が自分と違ってもかまいません。「そうかな、私はこうだと思うな」などと話ができるだけで、心のケアにつながっているのです。

こうした死生観について利用者と語らうことは、利用者の心のケアになるだけでなく、家族にとっても非常に大切な情報になります。

一般的に家族は「死んだあとの話なんて縁起でもない」と感じて、利用者が元気なうちに死について具体的に話し合っていないことが多いのです。

しかし、第3章でも触れたとおり、家族の延命治療について選択を迫られる時、本人の意識が消失している可能性が80％もあるのです。万が一、命の選択に直面した場合、本人の死生観を知っていることは非常に重要な判断材料になります。

命の選択を迫られる時、適切な判断をくだすには、科学と心という両輪が必要です。私たちは、科学という車輪の材料はたくさん持っています。たとえば、医師に「気管切開をしたらどうなりますか」「胃ろうをしたらどれくらい持ちますか」などの情報をたくさんもらうからです。

ところが人間の心、スピリチュアルの部分については、材料をほぼ持っていません。これがどういう状況か、イメージしてみてください。片方の車輪しかないと、車は同じ場所をグルグルと回って進みません。科学の材料だけで人の命を決定しようと思っても、迷いが強くなるばかりで選べないものなのです。

ですから、普段の会話の中で利用者自身がどのような死生観を持っているのかを話してくれる機会があったら、その時はしっかりと話を聞いておきましょう。

# 死について語り合うことは心のケアになる

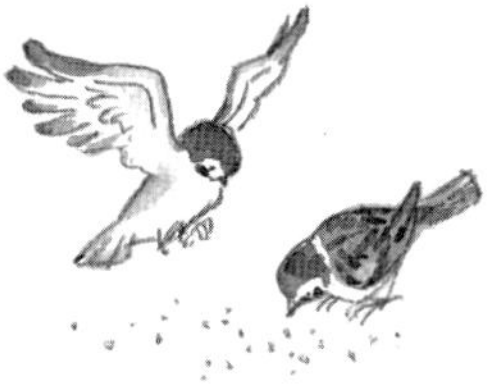

## どう答えたらいいか、わからない質問をされたら

1つの例として「死んだらどうなると思う?」という質問に対する答えをあげましたが、実際にはどう答えたらいいのかわからない話題を振られることもあるでしょう。ここで私の失敗談をお伝えします。

その方は、すい臓がんの末期の患者さんでした。突然、「俺は来年の桜は見られるのかな」と言われたのです。その人の身体の状態から客観的に考えると、来年の桜は見られない状態にありました。

私はそれがわかっていたので、「嫌な質問をされてしまったな」と感じて、話題を変えてごまかしたのです。とっさに桜つながりで「そういえば隅田川の桜を見たことがありますか?」と返答しました。相手も大人でしたので、「おお、見たことあるよ」と言って、その場は和やかに会話が続き、丸く収まったかのように見えました。

でも、その人は桜の話がしたかったのではありません。「自分はそこまで生き

ていられるのか」ということを、やっとの思いで口に出したのです。それを受け止めてもらえずにごまかされたのですから、それ以降その人は私に突っ込んだ話はしてくれなくなりました。これは、とっさにごまかしてしまった私の失敗です。

今の私だったら、きっと黙っていると思います。見られるとも言わないし、もちろん見られませんとも言わず、「うーん」と言って黙ると思います。そして、次の言葉を待つでしょう。

おそらく、その人は心の中に答えを持っていたのだと思います。変にごまかしたりせずに待っていれば、「見られないよな……」とか、「俺は見たいと思っているんだよ」とか、何かしらの胸の内を話してくれたのではないかと思うのです。それに合わせて返事をすればよかったな、と思います。

## 「私は心のトイレ」と思いましょう

こんな話をすると、「せっかく利用者が深い話をしてくださったのに、黙っていていいのですか？　何か自分の意見や知識を伝えるほうがいいのではないでしょうか」と言う人がいます。

もしくは、死生観や死に対する恐怖などの深い話題を打ち明けられると、「私だけにこんな深い話をしてくれた。あの人にとって私は特別な存在だ」という特権意識を持ってしまう人もいます。これはどちらも、終末期の利用者に向き合うケア職の姿勢としては誤っていると私は思います。

究極の比喩表現になってしまいますが、私は自分の存在を利用者のトイレだと思うようにしています。

皆さんはトイレに何を求めますか？

トイレはほどほどに温かくて、安全であればそれでいいのです。トイレに立派さや過度なサービスは求めません。

そう考えると、ケア職が「何か自分の意見や知識を話してあげないと」というのは、ニョキッと手が出てきて「お拭きしましょうか」という、お節介なトイレと同じです。トイレはただ黙って受け取って、流してしまえばいいのです。

トイレが流れずに溜まっていくのは、利用した人も嫌ですよね。ですから、私たちも聞いたことを自分の中に溜め過ぎないで、ほどよく流していくことも大切です。

私たちはトイレを利用したら、立ち去ります。そして、また使いたくなったら自分からトイレに行きます。ですから、利用者をトイレのほうから追いかける必要はないのです。

それなのに、追いかけてしまう人がよくいます。1度話してもらうとそのあとが気になるので、相手がそのことを切り出してもいないのに「その後、死にたいと言っていた気持ちはどうなりましたか？」と追いかけるわけです。

もしトイレが「したくないですか？」と追いかけてきたら気持ちが悪いですよね。したくなったら向こうから来るので、来なかったらしたくないんだと思って追いかけない。これが相手の話を聞く姿勢の鉄則です。

そして、トイレはプライベート空間なので、決して人に話してはいけません。安全で、いつも安定してそこにある（いる）ことが大切です。

トイレが見つからないことほど不安なことはありません。ケア職は「私は心のトイレだよ。いつもここにいるからね」という存在でいましょう。そうすれば、その人の安心感につながる存在になれると思います。

私は心のトイレだよ
いつもここにいるからね

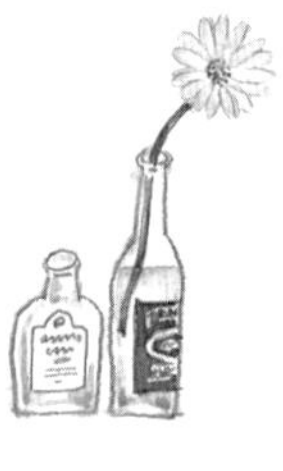

## 「聴す」を実践する

皆さんにわかりやすくお伝えするためにトイレという表現を使いましたが、少し仏教的な観点からも利用者の話を聞くということについて考えてみましょう。

聖徳太子がお書きになった文章に出てくるのですが、「聴く」という漢字に「す」という送り仮名をあてると、何と読むかご存知ですか。

これは、「ゆるす」と読むのです。

今日は利用者の話を聞こう、傾聴しようと決めた時は、相手が何を言ってもゆるすことが大切です。

人間は切羽詰まると、ひどいことを口走ることがあります。反社会的なことを言うこともあるでしょう。聞いていて「それは違うんじゃないか」と感じて、頭にくることもあるかもしれません。

そんな時は、自分の中で時間を区切りましょう。24時間、常にゆるしていると私たちの心が持ちませんので、たとえば30分。時間が取れないようならもっと短い時間でもいいので、傾聴すると決めた時間はすべてをゆるして聞くのです。

ポイントは、「態度を混ぜない」ということです。

途中まで「聴《ゆる》すぞ」と思って聞いていても、聞いているうちにだんだんと頭にきてしまって、最後は怒ってしまうということがありますが、これはいけません。最後に怒ってしまうと、それまで一生懸命聞いていたことが無に帰してしまい、相手の満足が得られません。聞くと決めた時間は、最後までその態度を崩さずに聞き通すことが大切です。途中で怒り出すくらいなら、すごく熱心に聞いているふりをして聞き流しましょう。

苦しみを吐露《とろ》している人のエネルギーはものすごいので、引っ張られてしまうとあなた自身の心がダメージを受けてしまいます。真摯《しんし》な態度で聞き流して、同じ話が何度も出る時は「いよっ！　待っていました十八番！」と心の中で拍手をするくらいの余裕のある距離感を保てるといいでしょう。

そして傾聴の時間を終える時は、場面を1度区切るのがお勧めです。

「ちょっとトイレに行ってきます」などと断って、1度席を外します。そして帰ってきた時は通常の自分に戻って傾聴を終わらせるのです。この時に自分の考えを伝えるといいでしょう。

これらは傾聴のテクニックの1つですので、活用していただければと思います。

## 苦しみの吐露はそのまま肯定する

基本的に、利用者の話、特にスピリチュアルペインについては「ただ聴く」という姿勢で臨みましょう。

私たちはついつい「そんなことないですよ」とか「でも、今こうしているのだから、よかったじゃないですか」など、陳腐な言葉を並べてしまいがちですが、そういうことは言わないほうがいいのです。言ったところで、利用者の心には届きません。

かつて、こんな人がいました。がんの末期を迎えていた男性です。最初にがんがわかった時に、医師から「あと1年です」と余命を告げられました。

ところが、1年が過ぎてしまいました。するとまた新たに「あと1年です」と言われてしまったのです。

「余命1年と言われたのに倍に増えたなんて、よかったじゃない！」と思いますか？　この状況は、本人にとってはつらいことではないかと私は思いました。

こうした事例について知り合いの医師に意見を聞いたことがあるのですが、余命は少なめに伝えることが多いそうです。少なめに伝えて延びた場合、「どうして延びたんだ！」と文句を言う人はいませんが、長く伝えておいて早く逝ってしまった場合はショックを受けるだろうから、というのが理由でした。「それに本人も嬉しいでしょう。ここまでと言われていたのにそれ以上長く生きられたら、喜ぶと思うんだよ」とも言っていました。

でも私は、それは違うかもしれないと感じています。「もってあと1年」と言われてしまえば、本人にとって残りの時間はカウントダウン。「いつ来るかわからない死を待つ時間」なのです。むしろあと3年と言われて、3年の計画を立てていながら志半ばの1年で亡くなるほうが、本人の気持ちはずっと楽かもしれないと思うのです。

その男性は「罰だと思う」と私におっしゃいました。

「ろくな生き方をしてこなくて、天涯孤独で、結婚も、子どもを持つこともできなかった。あと1年、あと1年と言われて、罰を受けているんだ。罰で生かされているんだと思う」と言うのです。

周りの看護師たちは、「罰で生きているなんて思わないで、希望を持って残りの日々を過ごしてもらいたい」と思ってアプローチしていましたが、まったく本人の心には届いていないようでした。

ある日、私は、「今頑張って生きていて、罰は減っている？」とたずねてみました。するとその人が「え？　ちょっとずつは減っているのかな」と言って初めて笑ったのです。

生きることはもちろん、罰ではありません。ですから罰じゃないとわかってほしいと思ってしまうのは当然のことです。それでも、本人が「罰だ」と思っているのであれば、その思いを認めてあげたほうがいいのです。

「俺は死ぬんだろう？」と何度も聞く人がいたら、私なら静かに黙っています。

結局、その人が固執している考え方を、私たちの価値観でなんとか変えようと思っても、相手には届きません。いろいろなケースがあると思いますが、本人が思っていることは、否定せず聴くようにするほうが、よりその人の気持ちに近づけるような気がしています。

**その人が固執している考え方を**
**私たちの価値観で**
**なんとか変えようと思っても**
**相手には届かない**

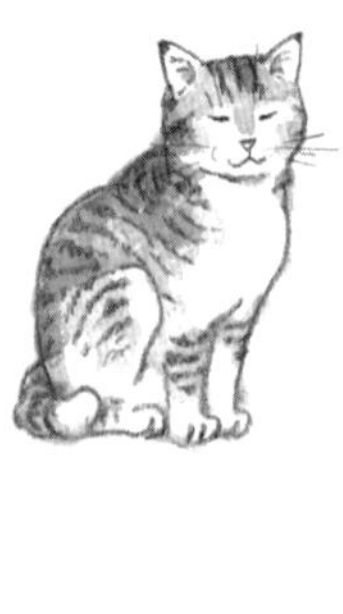

## 相手が望んでいないことはしない

このエピソードはうまくいったケースでしたが、失敗から学ぶこともたくさんあります。ここでもう1つ、私の失敗体験をお伝えします。

筋萎縮性側索硬化症（ＡＬＳ）という難病の患者さんのお話です。この病気は脳内の運動神経細胞が侵され、だんだんと身体が動かなくなっていき、やがて死に至る病気です。本人は「もう死ぬしかない。何の楽しみもない」といつも言っていました。

私はちょっとでも気晴らしになればと考え、桜が咲いた季節に桜の枝を持って行きました。外に出られないなら、何か外の物を持っていって季節を感じられたら、気分が晴れるのではないかと考えたのです。

その時の感覚を今でも覚えています。往々にして失敗した時というのは、自分の心は楽なのです。その人を散歩に連れ出したり、桜の枝を持って行ってあげたりした時に、誰が1番喜んでいたかを思い返すと、「私、頑張っている！　いいことしている！」と感じていた私自身だったと思います。

やはり、自分が病気で寝込んだ時を基準にして考えていたのだと思います。私がイメージできた病気は、治る病気です。「先日旅行に行ってきました」と言って見せてもらう写真が嬉しかったり、励みになったりするのは、「治ったら行ける」という希望がある状況の時です。

将来に希望が持てない人にとって、それらは余計なお世話でしかありません。ベッドサイドに持ち込まれた桜の枝は、その人に「自分はもうお花見には行けない身だ」ということを知らしめただけだったのです。

私の行為はその人の心をかき乱しただけでした。よかれと思ってやったことでしたが、結果的にはその人を苦しめてしまいました。

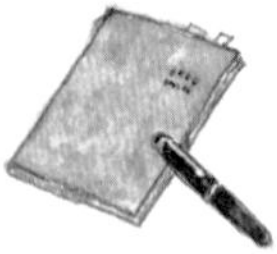

## スピリチュアルペインと向き合う際の「2つのお守り」

本章の最後に、「2つのお守り」をお伝えします。

今までさまざまな事例をあげて説明してきましたが、皆さんの担当する利用者さんは私が担当してきた利用者さんとは別の人間ですので、私の経験をそのまま使うことはできません。いざ、心に深い痛みを抱えている利用者さんに出会った時に、皆さんの心が苦しくなったり、振り回されたり、どう答えていいのかわからない場面も出てくるでしょう。

そんな時には、次の2つのことを心に留めてほしいと思います。

### ①答えはその人の心の中だけにある

1つ目は、スピリチュアルペインには答えがなく、仮に答えがあるとしたらその人の中にしかないということです。逆に言うと、スピリチュアルペインの答えは、その人の心の中にあると信じることが大切です。

「どうしてこんな目に遭わないといけないのか」と聞かれた時に、ケア職が答えを探そうと思っても、絶対に答えはありません。それでも答えを探し続けて、ひねり出そうとしてしまうと、ケア職の心がつぶれてしまいます。「大切な人を守ることができない」という状況が重く苦しくのしかかり、つぶれてしまうのです。

周りの人間にできることは、その人自身が答えを見つけるまで、逃げ出さずに見守るだけです。スピリチュアルペインに苦しむ過程でひどい言葉を投げつけられたとしても、疎遠になったり担当を無理に変わったりせずに、その人が自分で答えを見つけられると信じて待つのです。

## ②如実知自心

2つ目は「如実知自心《にょじつちじしん》」です。

これは仏教の言葉で、「自分自身の心のあり様を、つまびらかに知っておく」ということを意味します。

私は夫を看取ったあと、彼と同じような体型の人を見ると、胸がざわついたものです。私の夫は背が高い人だったのですが、看取りまでの過程でガリガリに痩

周りの人間にできることは、
その人自身が答えを見つけるまで、
逃げ出さずに見守るだけ

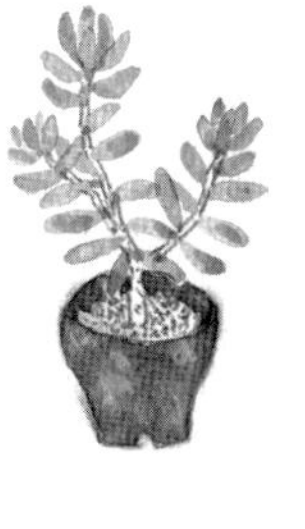

せてゆき、髪の毛も抜け、ツルツルになりました。ですから、街中を歩いていて、夫のような背が高くて、ガリガリで、頭がツルツルの人を見ると、あの時の痛みや悲しみが復活してきてしまったのです。

これはケア職の人生にも起こり得ることです。たとえば最近、お母様を亡くしたケア職がいたとします。まだ心が落ち着いていないけれど、仕事に行かなければいけない。そんな時に、自分の母親と同じような年恰好の利用者がいたら、お母様のことを思い出してしまって胸が苦しくなることもあるでしょう。

そのような時は、「仕事なんだから、割り切って頑張ってください」とは言わないほうがいいのです。ケア職は、そのためにチームで動いているという側面もあると思うのです。

スピリチュアルペインに苦しんでいる時に、そこを刺激する利用者とかかわり続けていると、「投影」という現象が起こることがあります。つまり、自分がかかえている後悔を、目の前にいるまったく違う利用者に重ねてしまうのです。

たとえば私でしたら、夫は積極的な治療をせずに亡くなりました。私が担当する利用者に同じような背格好の人がいて、その人が積極的な治療をしないと決断したとします。夫ではなくその人の決断であるのに、私の中に残る「あの時、治療をしていたらどうなっていたのだろう」という後悔が投影されてしまい、「絶対に治療すべきです！」と言ってしまうという状態のことです。

場合によっては、その逆も起こるかもしれません。利用者は「積極的に治療したい」と言っているのに、「私の夫は治療しなくて、素晴らしい最期でしたから治療しないほうがいいと思います」ということを言ってしまう。つまり、無意識のうちに自分のかかえているスピリチュアルペインを相手に投影して、押し付けてしまうということが起こりがちなのです。

それはどうしてかというと、自分の心の中にある消化できていない痛みに気が付いていないからです。「気が付く」ということは己を知ることであり、自分の抱えている問題を自分自身で知るということが非常に大切です。

もし自分で気が付くことができたなら、「今は母と同じ年恰好の利用者を受け持つことはできません」と上長に説明し、担当を変えてもらうなどの対応をしましょう。

お守りの①では「逃げずにそばで見守る」と言っているので逆になってしまい

ますが、自分自身が抱えるスピリチュアルペインと共鳴してしまった場合は、距離をおいたほうがよいのです。これが、長くケア職を続けていくことの、1つのコツだと思います。傷ついている心をかばわずに頑張って同じことを続けてしまうと、燃え尽きてしまいます。

大切な人を看取って、残された人のスピリチュアルペインに1番効くのが「時間薬」です。最初は深く傷ついていた心も、1年経ち、2年経ち、3年経ち、だんだんと癒えていきます。いつしか時間薬が効いてきて、同じような背格好の人に出会ってもフラットな気持ちで付き合える日がきます。

ですから恐れずに自分の痛みと向き合い、知り、「今この利用者を受け持つことは厳しい」とチームに相談し、担当を外してもらうなどの対応をとりながら、時間薬が効いてくるのを待ちましょう。

残された人のスピリチュアルペインに
1番効くのは時間薬
時間薬が効いてくるのを待つ

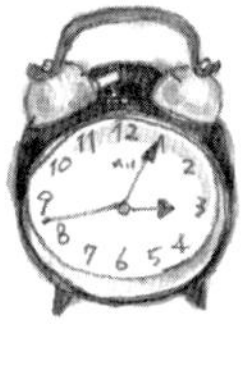

# 第5章

# ケアの専門職として、逝く人を支える

## 〜本人・家族の支え方と多職種連携〜

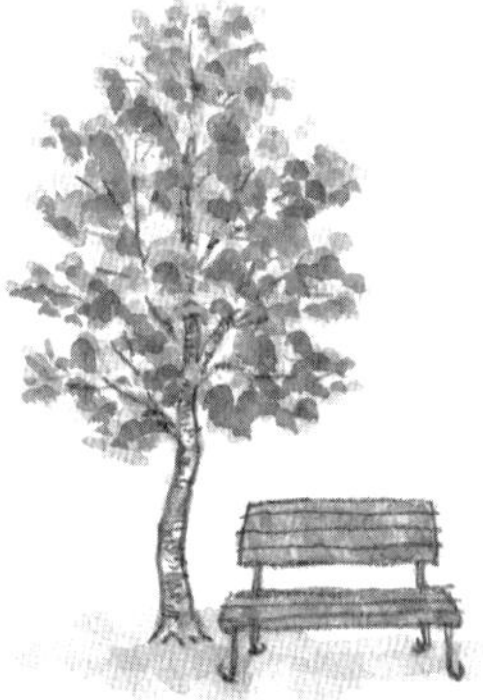

## 最期の時に「あなたでよかった」と言ってもらえるケア職に

夫を看取ったあと、私は訪問看護ステーションで働くかたわら、僧侶として終末期を迎えた方々の心を支えるためのスピリチュアルケア活動を行うようになりました。この活動では、時間を十分にとってじっくりお話を聞くことができるので、訪問看護では伝えきれない胸の内を打ち明けてくれることがよくあります。

さまざまな利用者の家庭の事情を知ることになって、今後はケア職が看取りに立ち会う機会が急増していくことになるだろうと改めて感じています。遠くに離れて暮らしている子どもたちは週末だけ様子を見に来て、ケア職が日常的に介護を担うというケースが増えていますし、同居していても日中独居のご家庭が増えているからです。

そうなると、最期の瞬間に立ち会ったり、亡くなったのを最初に発見するのは家族や医師、訪問看護ではなく、ケア職であるケースが多くなるはずです。

そのためには前提条件として、「現状で終末期の利用者さんを支えるということは、タイミングによっては最期、お1人で逝くことになるかもしれませんね」ということは、あらかじめ家族に説明しておいたほうがいいと思います。事前に「この生活様式だと、家族が看取りに間に合わないかもしれない」ということをイメージしておいてもらわないと後悔が生まれやすく、トラブルに発展する可能性もあるからです。

看取りに立ち会えないと家族は後悔しがちですが、私はそれが大きな問題だとは考えていません。「息を引き取る時に誰かがいなければいけない」ということはありません。誰に迷惑をかけることもなく、1人でひっそりと逝きたい人だっているでしょう。いつまでも発見してもらえないのは問題かもしれませんが、定期的にケア職が出入りしているのであれば、その心配もありません。

ただ、発見したのがケア職になった場合に大切なのが、ご家族や、一緒にチームでかかわってきた看護師から「あの人に見つけてもらえてよかった」「あのケア職の人に最期に会ってもらってよかった」と言ってもらえるかどうかです。発見した時に「あの人がちゃんと見てくれていなかったせいで、1人で逝くはめになったのでは」などと言われてしまうと、ケア職は心に大きなダメージを受けかねません。

では、「あなたでよかった」と言ってもらえるケア職になるためには、日ごろから何を考え、どんな言葉を選び、どのような行動をとればいいのでしょうか。

ここでは、介護家族、看護師、僧侶としての私の経験をふまえて、ケア職の皆さんが逝く人を支えるにあたって何に気をつけたらよいのかについて、お伝えします。

## 1 本人を支える

### 「満足して亡くなってほしい」は幻想

まずは肝心の「利用者本人への声かけで気をつけたいこと」をお伝えします。

私は僧侶として、人生の最終章を迎えているご本人のお話をたくさん傾聴してきました。そのなかで感じたのは、「死にゆく人の気持ちは、健康な人には決してわかりえない」ということです。まずはその姿勢をベースにおいて接したほうがいいと思います。

健康な自分を基準に物事を考えてしまうと、終末期にさしかかって気力をなくしている人を見ると、「今はまだ身体が動くのだから、何か楽しいことでもしたらいいじゃない」とか、「そんな暗いことばかり考えないで」などと言って励まそうとしてしまいがちです。しかし、その考えは健康な人だから言える、一種の思い上がりだと私は思います。

自分の死期を感じている人が、心から楽しめるでしょうか。本当は私たちも全員、明日死ぬかもしれないという点では同じですが、私たちの場合は死がリアルではありません。余命がどれくらいかわかっていないから、日々が楽しいのです。しかし、具体的に「あなたの余命はあと1年です」とか「あと3か月です」と言われた人は、心から楽しむことができない状態になるのです。

たとえば、その人がラグビーが好きだったら、ワールドカップを見てきっと楽しかったでしょう。でもその楽しさは一瞬で、ラグビーの中継が終わるとまた落ち込んだ気持ちに戻ってしまいます。「4年後のワールドカップは見られないだろう」と頭をよぎるでしょうし、常に「これから自分はどうなってしまうのだろう」という思いが頭から離れないものです。

これは、何歳になっても同じです。私がお会いした人は、皆さん「死にたくない」とおっしゃいます。大往生と言われる年齢の人であっても、肺がんの末期で生きながらにして溺れているかのように呼吸が苦しい人であっても、「逝くのは今じゃないよね。今じゃないと思うんだよ」とおっしゃっていました。

90歳を過ぎたら満足するのではないかと思う人もいるかもしれませんが、それはまだ私たちが若いからそう思うだけです。90歳の人は「まだ90なのに」と本音では思っているのです。私たちは生物として、本能的に生きたいのだと思います。

ですから、ケア職が「満足して逝ってもらいたい」と思ってケアをするのは基本的にＮＧなのです。その気持ちは利用者にとって重荷になってしまいますし、利用者との心のすれ違いの原因になりかねません。「この人の苦しみは自分には到底理解し得ない」という気持ちでかかわることが基本になります。

## ケア職は一服の清涼剤になり得る

「満足して逝ってもらいたいなんて幻想」と言ってしまうと、「ではケア職はどんな気持ちで接したらいいのか」と困ってしまいますよね。

そこで考えてみていただきたいのですが、その利用者が最終的に満足して逝くかどうかは別として、少なくとも「日々に満足していない人が最期の時に満足して逝くことはない」ということです。ですから、ケア職が目標として心に留めておいてほしいことは、「小さな満足を積み重ねてもらおう」ということではないでしょうか。

ずっと寝ているだけの利用者にとって、ケア職が来て会話のできる時間は、その人の楽しい一瞬になる可能性があります。

私はスピリチュアルケア活動をしていくなかで、終末期を迎えた人たちが欲しているのは「普通の会話」だと感じるようになりました。医師や看護師は、普通の会話をしません。「痛みはどうですか」「眠れていますか」などの会話はしますが、「あの芸能人が結婚したね」とか「あの映画がテレビで放送されていて、ようやく見られたよ」といった話はしないものです。

利用者の多くは「死について深く話し合いたい」とか、「この苦しみをわかってほしい」という気持ちを持っていますが、それと同じくらい普通の会話を求めています。そして、その普通の会話の相手ができるのはケア職なのです。

普通の会話は、家族とするのではないかと思われますか？　それが、意外と家族とは話さないものです。「今日は何時に帰るの？」「夕飯食べるの？」「洗濯物出しておいてね」などの日常の話はしますが、「あの映画のあのシーン、最高だったよね」などという世間話はしない家族のほうが多いのではないでしょうか。

しかしケア職には、介護をしながら利用者と他愛のない会話をできるタイミングがあります。会話の中で1つだけでもいいので、利用者が笑えるようなことを話せたら最高だと思います。世間話をしながら利用者に意見を求めたりしたら、とても喜んでくださるのではないでしょうか。

ちょっとしたことでいいのです。その「ちょっと楽しい気持ちになったワンポイント」が日々のケアの中にないのに、逝く時に満足することまずありません。楽しい時間は一瞬ですぐに消えてしまうのですが、それをたくさん持つことは素敵なことだと思います。

普通の会話をして、その日の1つの幸せな瞬間を作り出すのは、医療や看護ではなく、「生活ケア」を担うケア職だからできる最高のサポートではないかと思うのです。ケア職は単なるサービス業ではなく、逝く人とそのご家族の同志となりえる稀有《けう》な存在なのです。

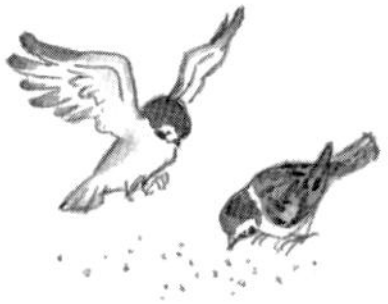

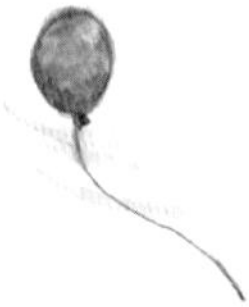

死にゆく人の気持ちは
健康な人には決してわかりえない
大切なのは「小さな満足」を
積み重ねられるよう支援すること

## 利用者との会話で気を付けたいこと

「ケア職は普通の会話をすればいいのだ」とは言っても、終末期を迎えている人は特別な状況にいます。言葉の使い方に注意する必要があります。具体的にいくつかポイントをあげてみましょう。

まず、「死んじゃえばいいのにね」などのワードには気を付けましょう。さすがに終末期を迎えている利用者に対してこんな言葉を使う人はいないと思うでしょうが、私たちは日常生活で案外簡単にこうした言葉を口にしています。

たとえば無差別殺人事件のニュースを見ながら会話をすると、うっかり「そんなに嫌なら人を巻き込まないで、自分で勝手に死ねばいいのにね」なんて言ったことはありませんか。「先週インフルエンザになってしまって、死ぬかと思いました」なども配慮に欠けた言葉です

また、首里城が燃えてしまった話題にふれるなら、「いつか再建したら見に行

きたいですね」や「今後沖縄に行っても、あの首里城は見られないんですね」など、将来に焦点を当てて話してしまうと、「自分はもうそこに行く可能性はないのに、無神経なことを言う人だな」と感じてしまう人もいます。

台風や地震の時の「避難する、しない」という話題も注意が必要です。私たちは避難ができるので、うっかり「警報が出ているのに避難しないのは自業自得だよね」などと気軽に意見を言ってしまいがちです。

しかし、終末期が近い人はすでに自分で動けない人もいますし、今は動けても将来は動けなくなる自分を感じている人もいます。避難指示という単語に、私たちが思うよりずっと怖さを感じているかもしれません。

このように、私たちが当たり前に話す内容でも、相手が終末期を迎えている場合は深く傷つけてしまうことがあるので注意が必要です。

## もし、失言をしてしまったら

自分の発言で相手を傷つけてしまうと、表に出さない人もいますが、時にはその場の空気が変わることがあります。「しまった」と、すぐにわかることもあるでしょう。もしそれを感じた場合は、必ず「ごめんなさい」「すみません」と謝りましょう。

人はそうした場面で「ごめんなさい」が言い出せずに、なんとなくごまかしてしまうことがよくあります。他の話題に切り替えたりしてその場をやり過ごしてしまうと、言われた利用者は寝る前にフラッシュバックするなど、のちのちまでその言葉がしこりとして残ってしまいかねません。ですから、ただ素直に「今の発言はダメでしたよね。申し訳ありません」と謝りましょう。

ただ、こういう時に「そういうつもりじゃなかったんだけど、ごめんなさい」と言いたくなりませんか。なぜなら本当に、相手を傷つけるつもりで言った言葉ではないのですから。しかし、「そういうつもりじゃなかった」のは自分への言い訳であって、相手がその言葉で深く傷ついたことは事実なのです。

この言葉を使う際の私たちの心理は、「わかったよ。そういうつもりではなかったんだよね」という許しがほしいのです。つまり、謝りながら相手に許しを求めていることになります。これは、謝る態度としては少し違うと思いませんか。

ですから「そういうつもりじゃなかったんだな」と相手に感じてもらえるように、ただ素直に謝るほうがずっとよいのです。


このように、気を付けなければいけない言葉もありますが、失言してしまったら素直に謝るというリカバリー方法があるのです。その経験で勉強させてもらったと思い、次の機会にいかしましょう。基本的に利用者は普通の会話を望んでいますから、あまり「これを言っちゃいけない、あれも言っちゃいけない」と思わず、相手のおかれている立場を配慮をしながら、普通の会話を楽しんでほしいと思います。

# 失言した時は、ただ素直に謝る

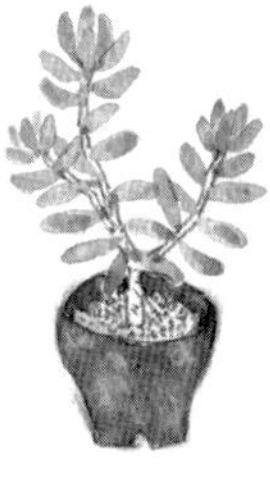

2 家族を支える

## 在宅で大切な人を介護する家族の立場を考える

皆さんが終末期を迎えた利用者のご家庭に入っていく際に考えていただきたいのが、「この利用者は、どうして介護サービスを受けることになったのか」です。私自身が夫の介護を通して感じたのは、「徐々に進行する疾患の場合、何かきっかけがないと介護サービスにつながろうと思わない」ということです。

我が家の場合は夫が倒れたというアクシデントがきっかけだったように、ケアマネジャーをはじめとする介護サービスにアクセスしてきたご家族は、これまでの日常の流れとは違う何かが起こっていることが多いはずです。物理的な問題かもしれないし、金銭的な問題や気持ちの問題かもしれません。できればケア職の皆さんには、そういった家族の状況を酌《く》んでいただきたいと思います。

たとえば、息子家族と同居で暮らしていた高齢者がいたとします。足腰の衰えが進み、少しずつ歩くのが遅くなって転倒の危険性が増したので、軽く支える必要がでてきました。介護家族の負担は少し増しましたが、歩行の際に少し支える程度では介護サービスを入れようとは思いません。

そのうち、かなりしっかり支えないと歩けなくなります。今までも歩行介助をしてきましたから、その力を強めればよいだけだと家族は感じます。

その後、トイレに間に合わなくなることが増え、紙パンツを使う場面が出てきます。そして、自分でできていた紙パンツの交換ができなくなり、それも家族が対応しているうちにオムツが当然の日課になってゆき、いつしか排泄のすべてがオムツになっても家族だけで対応してしまう。

実際には大変な介護になっていたとしても、徐々に進行すると家族だけで対応しようと思ってしまうのです。この家族がもし介護サービス導入の必要性を感じたとしたら、主介護者である家族の誰かが骨折したとか、金銭的に行き詰って働く必要があるとか、何かしら突発的で大きな変化が起こった時になるでしょう。

一方、元気に立って歩いていた高齢者がある日突然まったく歩けなくなって、排泄はすべてオムツの生活になったらどうでしょう。きっと家族はパニックになって、すぐに介護サービスにアクセスしてくるのではないでしょうか。

つまり、専門職から見ると限界まで追い詰められた状態の家族でも、介護が始まったばかりの家族でも、その家族なりの「きっかけ」があってケア職につながってくるものなのです。新しい利用者とかかわる際には、「何かこれまでと違う大きな出来事があったのかもしれない」という、労《いたわ》りの視点を持って接していただければと思います。

## 「もっと早く……」は禁句

人間には、ものすごい対応力があります。もちろんそれは素晴らしいことですが、空間的に閉鎖された家庭内にいると、大変なことも許容範囲になってしまい、いつしか追い詰められている場合が少なくありません。

ですから、ケア職の皆さんが家庭に入った時に、「どうしてこんなになるまで放っておいたの！」とか、「もっと早く言ってくれたらよかったのに！」と思う状態になっていることが多々あると思います。でも、その気持ちはグッとこらえて、決して口には出さないでください。

介護保険は申請制度ですから、本人や家族から「助けて！」と声があがらなければ、サービスを始めることができません。つまりケア職は、介護サービスにつながったその瞬間からがスタートの職業です。それ以前のことについてとやかくいう言葉である「もっと早く……」を本人や家族に言っても、何の意味もありません。

そうはいっても、大変な状態になってからケア職が入るのは負担が大きいことも事実です。まだ本人が少し動けたり、お部屋がある程度整っていたり、家族や本人が追い詰められずにうまく介護が回っている段階からかかわらせてもらったほうが、ケア職も入りやすいでしょう。

本人の状態が悪化し、家族も追い詰められてゴミ屋敷のようになってからケア職が呼ばれて「なんとかしてください」と言われたら、「なんでもっと早く呼んでくれなかったの！」と言いたくもなります。ケア職も人間ですから、その感情は当然でしょう。

しかしそこで、胸に手を当てて、よく考えてみてほしいのです。その言葉は、誰のために言っている言葉ですか。

もっと早く呼んでくれれば、「誰が」楽だったのでしょうか。よくよく考えてみると、もっと早く呼んでくれたら楽だったのは、介護に入る自分自身ではありませんか。

介護のプロとして、仕事中に口に出すのはケアをする相手のためだけの言葉であってほしいと思います。もちろん、心の中で何を感じるかは自由です。それでも仕事中に発する言葉は相手のため、つまり「よくここまで1人で頑張ってこられましたね」や、「毎日大変だったでしょう？」などの温かい言葉であってほしいと思うのです。

介護家族は、自分の休む時間を持つ余裕もなく、しんどさを我慢してギリギリの状態でここまでやってきた人だったかもしれません。だとしたら、「あなたも休んでいいのですよ」と気付かせてあげられるのは、ケア職が持つ素晴らしい役割なのですから。

# 介護のプロとして<br>仕事中に口に出すのは<br>ケアをする相手のためだけの言葉

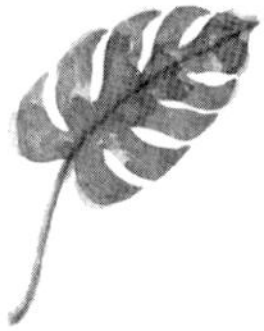

## 介護家族だった私が思う訪問介護のメリット

ケア職の素晴らしい役割について触れたところで、ここからは介護家族だった頃の私が感じた「ケア職のメリット」についてお伝えしたいと思います。

私が利用した介護サービスは訪問介護だけでしたので、ここでいうケア職は訪問介護のヘルパーさんが中心になりますが、根本的な部分はどのケア職にも通じるものです。利用者家族から見たメリット・デメリットを知ることで、ケア職の立ち位置や、ご自身の仕事の意義を改めて感じていただけたら幸いです。

まず介護家族からすると、当然ながら介護の仕事量が減るのが最大のメリットでした。自分自身が行ってきた介護を他の人がわざわざ来て手伝ってくれる。これは私自身のレスパイトとなり、非常に助かりました。

それと同時に、利用者である夫に対して、いろいろな人の目が入ることも大きなメリットだったと感じています。私1人で夫の介護をしていると、良くも悪くも自分だけなので、「介護のやり方はこれであっているのかな」とか「これはどうしたらいいのかな」など、不安に思うことが出てくるものです。

そんな時に、ヘルパーの皆さんのやり方を見て参考にしたり、相談することで息抜きになったりしました。家庭というのは閉鎖された空間ですから、ヘルパーさんが外の空気を入れてくれるというのは、素晴らしいメリットだったように思います。

それは介護家族の私に対してだけでなく、利用者本人にとっても大きなメリットだったと感じます。自宅療養になってからも夫は長いこと1人で気ままに外出していましたが、介護サービスが入る頃になると、自分で外出することが難しくなっていました。毎日家族としか顔を合わせないと、それこそ家族の愚痴を言う相手もいないわけです。きっと夫だって、ヘルパーさんという「家族ではない外部の人」にちょっとした愚痴を聞いてもらったり、家庭では出ない話題の会話をしたりできて楽しかったこともあったでしょう。

こんなふうにケア職は、来てくれるだけで風穴をあけてくれる存在なのです。

## 家庭的な環境を作るお手伝いをする

ケア職は生活に立脚している専門職なので、利用者が生活しやすいように看護師では考えつかないような柔らかいアイデアが浮かぶことがあります。いろいろな家庭の生活状況を見ているケア職だからこそできるアドバイスがあるはずで、それはケア職の持つ強みであり、利用者や家族にとっての大きなメリットになると思います。

たとえば退院してきて、いよいよ在宅で看取る準備が始まる家庭があったとします。家族がどのように受け入れたらいいのか悩んで看護師に相談したら、「家族が生活している場にいると、病人の安静が保てないから」などと言って、寝室に病室然としたベッド周りを作ってしまうかもしれません。

一方のケア職は、もっと現実的な生活を理解しています。相談してきた家族に対して「リビングにベッドを置いたらどう?」というくらい大胆な提案をするかもしれません。実際、リビングは家族が1番長い時間過ごす場所ですから、ちょっとした介護なら生活しながら行うことができて便利です。

私が訪問看護で通っていた利用者の中に、2階建てのご自宅で看病しているご家庭がありました。訪問入浴などがあるので、利用者の部屋は1階にしつらえられていました。けれど、リビングが2階にあり、家族は全員2階で生活しているのです。

利用者が「ちょっと来て」と呼ぶと、わざわざ2階から降りてくることになります。回数が重なれば重なるほど家族が大変になりますが、本人は1人ぼっちで不安だし暇なので、余計に呼ぶようになります。これは本当に悪循環でした。

仮に訪問入浴の時間が不便だったとしても、利用者を2階にあげたら日常の介護が「ちょっとそれ取って」「はい、どうぞ」で済むのです。キッチンで料理しながら会話もできますし、洗濯物をたたみながらテレビのリモコンを渡すこともできます。

赤ちゃんの世話をイメージしてみましょう。私はベビーベッドをレンタルしましたが、結局赤ちゃんをベッドに寝かせることはほとんどありませんでした。なぜなら、赤ちゃんが泣いたら立ち上がって、そこに行って、ベッドから抱き上げて世話をしなければならないからです。

それよりは、夜寝る時なら自分が寝ている布団のすぐ横に寝かせておいたほうがずっと楽でしたし、昼間もソファなどの目の届くところに寝かせておいて、家事をしながらあやしたほうがずっと楽でした。介護でも同じようなことが言えると思います。

たくさんのご家庭の介護方法を見て、「介護に適した環境」を1番知っているのはケア職です。ベッドの配置の話をしましたが、それ以外にも家族が効率の悪い介護方法で疲れているようでしたら、「ポータブルトイレを使用してみたらどうでしょう?」「臭いを抑えるグッズを使っているご家庭があって、便利そうでしたよ」など、事例や在宅で看取るために便利な情報を伝えることができるといいと思います。

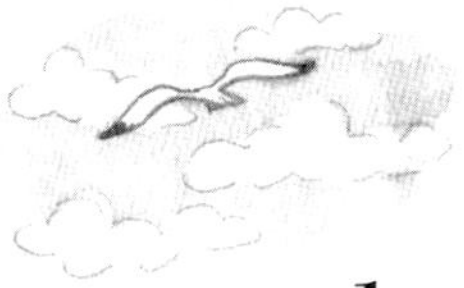

# 「介護に適した環境」を1番知っているのはケア職

## 訪問介護のデメリット

一方のデメリットは、ケア職自身の価値観を押し付けてしまうと、家族や利用者を追い詰めてしまうという点があげられます。

私は自分が看護師であることを、ケア職の皆さんに伝えていませんでした。というのも、介護サービスが入った時には、第2章でお伝えしたとおり夫が全身に褥瘡《じょくそう》と拘縮《こうしゅく》を作っていたものですから、「まったく介護の知識のない奥さん」と思われてしまったらしいのです。ヘルパーさんが「奥さん、こうしないと褥瘡ができちゃいますからね」と一生懸命教えてくれるもので、「はい、わかりました。すみません」などと言っているうちに、看護師であることをすっかり言いそびれてしまったのです。

また、私が訪問介護を利用したのは今から9年前くらいになりますが、そのころ私がいた地域では、在宅で看取るということが一般的ではありませんでした。そのため、夫が最後の1か月くらいになると、「奥さん、もう入院させたほうがいいですよ」「おうちで看られるレベルじゃないですよ」といった主旨のことを、ヘルパーさんに何度も言われました。

夫の状態が悪いことは、私ももちろんわかっていました。それに対する葛藤も当然ありました。それでも夫の意思を尊重して、最期まで自宅で看取ると決めたのです。これは夫婦間で幾度となくぶつかって出した最終結論でした。

しかし、ヘルパーさんたちは「この奥さんはものを知らないから、こんなになってもご主人を家においておいて！　私が教えてあげなきゃ！」といった様子で、何度も私を説得するのです。私は看護師でしたし、夫とも合意できていたので最後まで踏ん張って在宅で看取ることができましたが、何も知らなければあの言葉で入院させていたと思います。

また、介護をお願いしているケア職の人が、利用者の命の仕舞い方に口を挟むのは違うのではないかという違和感がありました。もちろんいろいろな家庭に出入りしていると、「病院に行ったほうがよいのでは」と思ったり、あるいは逆に「家でみてあげればいいのに」と思うこともあるでしょう。しかし、利用者本人や家族の意思と、各ケア職の持つ意思とはまったく別のものです。どちらが尊重されるべきかと言えば、当然、利用者や家族などの当事者です。

仮に意見を求められたとしても、自分の意見はあえて明言しないほうが賢明だと思います。ましてや意見を求められていない場合はなおのこと、当事者の判断に対してケア職のほうから口を出すのは控えるべきです。

もしケア職が主張した意見が本人や家族の意向と違ったことが原因で、残された家族が納得できずに心に大きな傷が残ってしまったと責められても困ってしまいますから。

## 言葉の選び方に気を付ける

命の仕舞い方に関してだけではありません。ケア方法についても同じことが言えます。たとえば、家族が誤った介護の仕方をしているのを見た時に、「私はこうやっていますよ」「こうするとうまくできますよ」と教えられるのはありがたいことです。

しかし、「え?　こんなやり方をしていたんですか?」「そんなやり方しちゃダメですよ！」などと上から目線で自分のやり方を押し付けてしまうと、家族はそれまでの努力を全面的に否定されたと感じて傷ついてしまいます。なかには「そうだったのか。教えてもらえてよかった」と受け取ってくれる人もいるかもしれませんが、それはほんの一握りです。大半の人は傷つき、「もうこの人には来てほしくない」と感じてしまいます。

特に看取りの時期が近づいている利用者のご家族は、デリケートになっています。「こんなやり方していたの？」という一言は、利用者が元気な時は笑い話になるかもしれませんが、看取りの時期だと「私のやり方が悪くてこんなに弱ってしまったのだろうか」と自己嫌悪にもつながり、大きな心の傷になりかねません。日ごろから相談を受けていたりすると、いつの間にか経験値が上だから自分の考えが正しいような気がして、「ああしたほうがいい、こうしたほうがいい」と意見を言いたくなってしまうのが人間です。

言葉の選び方は大切です。特に看取りの時期に近づいているご家庭の場合は、ケア職が自身の価値観を押し付けるような言い方にならないよう十分に注意していただきたいと思います。

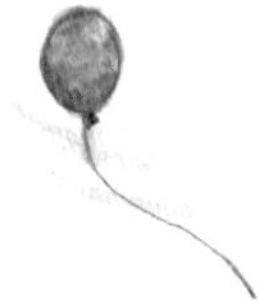

自身の価値観を押し付けるような言い方に
ならないよう十分に注意する

## 3 医療・看護職との連携

### 「医療につなげる」判断力を高める

ここまで、本人対応と家族対応についてお伝えしてきましたが、ケア職にはもう1つ重要な役割があります。それが「医療・看護との連携」です。

終末期を迎えた人をケアしていると、医療が同時にかかわっていることが多いと思います。もし医療の立場からケア職に伝えたいことがあれば、必ずわかるように指示が出されるはずです。

たとえば「重度の貧血で転倒の可能性があるから、トイレに歩いて行ってはいけません」という医療指示がある場合は、誰でもわかるように「転倒のリスクが高いため、自立歩行禁止！」と紙に書いてベッドに貼っておくとか、申し送り用のノートに大きく書いておいたりします。それを必ず確認してから、医療指示どおりにケアをするというのが基本です。

それ以外にケア職の皆さんにお願いしたいのは、利用者の様子が「あれ？ おかしいな。いつもと何か違うな……」と思った時に、医療につなげる視点を持っていただきたいということです。

私が介護支援専門員（ケアマネジャー）の実務研修を終え、訪問介護事業所で実務経験を積んでいた時の話です。事務所で作業をしていると、訪問介護に行っているヘルパーさんから電話があり、別のケアマネジャーが電話を受けて何やら話し合っていました。

「まだ漏れるの？　生理用ナプキンでダメなら、もっと大きなフラットタイプの紙オムツをあてたら漏れないのでは？」といった話でした。

不思議に思って、電話が終わってから「何が漏れているのですか？」と聞いたところ、「下血しているらしいのよ」と言ったのです。私は看護師の経験から、「生理用ナプキンで保護できないほどの出血があるということですよね？　それは今すぐ担当医に報告したほうがいいと思います」と伝えました。

ケア職の中には、「このやり方では漏れる、漏れない」とか、「この食べ方だとむせる、むせない」という生活上の観点しか持っていない人を見ることがあります。ケア職の皆さんには、「生活上問題なければ大丈夫」というだけではなくて、「この漏れ方、このむせ方は通常とは違う。医療につなげるべきかどうか」の感度や判断力を高めてほしいと思います。

## 「3回続いたら報告する」意識を持つ

近年、「お小水が出ない」ということに対して、皆さんアンテナを高く張ってくださるようになってきました。お小水が出ないということは、もしかしたら24時間以内に最期を迎える可能性がある、ということがケア職に広く知れ渡ってきたのでしょう。

もし、このアンテナをまったく張っていない場合、「オムツを換えに行ったけど、まだ出ていなかった。早く介助が終わって助かった」と思って終わってしまうかもしれません。これは恐ろしいことです。「ちょっと待てよ？　いつもは出ているのに、出ていないのは珍しいな。その前はどうだったの？　その前は？　3回も出ていないのはおかしい」と、ケアの記録を確認する意識がほしいのです。

現場のケア職にそのアンテナがないと、意識を消失してから訪問看護が駆けつけて、記録を見ると「こんなにお小水が出ていなかったのに、どうして報告してくれなかったのか！」ということになりかねません。

こんな例もあります。食事介助に行って、食事が終わったから次の訪問先に行こうと思った矢先に、利用者が今食べたものを少し吐いたとします。「きれいにしましょうね」と片付けてその場をあとにします。

その後、夜も介助に行って、また吐いたのに「なんか、最近よく吐くな」と思っただけで、また帰ってしまう。実はその利用者はイレウス（腸閉塞）が起こっていたことがあとで発覚する、というようなことがたまにあるのです。

かといって、毎回利用者が吐くたびに「吐きました」と看護師に連絡してくるのも困ります。よく吐くけど元気という利用者もいるでしょうし、本当にいろいろなケースがあるので一概には言えませんが、「いつもと違う」というアンテナを張っておく。医療や看護の知識はなくても、お母さんの感覚に近い感性とでもいうのでしょうか。「何か変だな、大丈夫かな」という感覚を持つことが大切です。

「事実は3つ集めろ」とよく言いますから、その利用者の常と違うことが3回続いて起きたら1度医療につなげようというくらいの感覚でいいのではないかと思います。

チームで動いている場合は、自分にとっては初めてでも他のケア職の時に同じことが起こっていたかもしれません。「おや?」と感じることがあったら、まずは記録を見て、これが何回目なのかを確認する。1回目なら、ノートに記録しておく。2回目なら、次の人に「念のため注意して見てほしい」と書いておく。3回目なら、一応医療に報告する、などの心遣いがあると、よいのではないでしょうか。

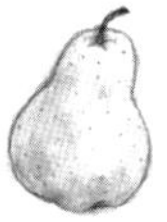

# その利用者の常と違うことが
# 3回続いて起きたら
# 1度医療につなげる

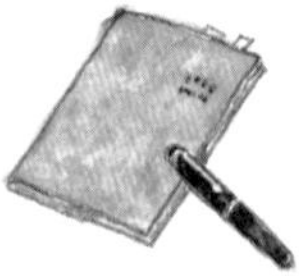

## がん末期の痛みのコントロールについて

私の夫の場合は、がんの末期でもあまり痛みが強くならなかったので、飲み薬だけで対応しました。もっと痛みが強くなった頃には意識レベルが下がっていたので、点滴や注射などは最後まで行いませんでした。しかしこれは私の夫のケースですので、皆さんがケアをする利用者が痛みに苦しんでいることは多くあるでしょう。

痛みのコントロールに関しては、夫が亡くなった9年前よりも格段に進歩しています。今では貼り薬のパッチや、携帯用の小さなポンプで痛み止めの薬を持続点滴し、さらに痛みの程度に応じて自分で自由に痛み止めの量を追加できる仕組みなどがあります。緩和ケアのドクターによると、１００％に近いくらい痛みをとることができる時代なのだそうです。

それでも痛いという人は、本人が痛み止めをしっかり使っていない可能性があります。私が行く緩和ケア病棟の患者さんでも、「痛い、痛い」と言うのでドクターが医療用麻薬（オピオイド鎮痛薬）を使おうと提案しても、本人が承諾しないという話を聞きます。「薬を使いたくない」という意思が、患者さん本人にあるのです。

私たちにも、それと似たような感覚があるのではないでしょうか。痛み止めの薬が目の前にあっても、頭がちょっと痛いなと思ってもすぐに薬を飲むかと言われると、「まだいいかな」「あまり薬を飲むのも身体によくないかもしれない」と思って控える人も多いのではないでしょうか。そのような気持ちで、痛みを我慢する患者さんは少なくないようです。

また、「医療用麻薬に対するマイナスのイメージ」が関係しているかもしれません。昔は強オピオイド鎮痛薬のモルヒネしかなく、最後の手段としてギリギリまで待ってから使用すると意識レベルが下がってしまい、すぐに逝ってしまうということがありました。

そのため、「医療用麻薬を使う」ということは「逝きますよ」ということだ、というイメージを抱いてしまっていることもあるようです。自分の親の看病でそういった様子を見ていた人は、その感覚が抜けないでいるのかもしれません。

私がうかがっている利用者の場合は、「また痛くなってきた」と苦しんでいらっしゃったので「レスキュー（鎮痛剤の追加投与）をしたらどうですか？」とお勧めしたところ「いや、しない。1日に5回しかレスキューできないのに、痛いからって午前中に使ってしまって、夜にレスキューできなくなったら怖いから」と言うのです。「今日は1回しか使わなかった」と嬉しく感じたりもするようです。

ところが、痛みが軽いうちにレスキューしたらすっかり痛みが取り除けたものを、ギリギリまで我慢して痛みが強くなってしまってからレスキューしても効かない、ということがあるのです。看護師の私としては正直、「なるべく早めにレスキューしてくれると嬉しいのだけど」という気持ちがあります。しかし、僧侶として接している際は、あえて「そうですか」と話を聞くことにとどめています。

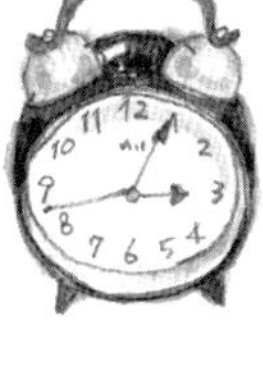

## ケア職ができる痛みのサポートとは

ケア職の皆さんが担当している利用者が痛みに苦しんでいる場合は、「看護師さんに相談してみたらどうですか？」と医療につなげたり、「お医者さんはなんて言っているのですか？」とじっくり話を聞いたりすることができるのではないでしょうか。ケア職の判断で薬を飲ませたり、医療的な結論を出したりすることはできませんが、気持ちの面でかかわることはできるはずです。

その際、「レスキュー使わなきゃダメよ！　そうやって我慢するから、痛みがとれないのよ！」といった価値観を押し付けるような言い方をしないように気を付ける必要があります。ことの正誤ではなく、まずは利用者の気持ちを中心としてかかわるようにしていただきたいです。

ケア職の人が声をかけるとしたら、痛み止めを控える理由を聞いてみて、「それをお医者さんに言ってみたら？　聞いてもいいことなんですよ」ということを伝えられるといいですね。
ケア職の人には話せても、医師や看護師には聞けないことがあるものです。「それを医師に聞いたことによって、機嫌が悪くなったら嫌だな」とか「怒られるかもしれない」と思っている可能性が高いので、「そんなことで怒ったら、医師のほうが間違っていますよ！」と言って背中を押すのもいいでしょう。

こういう話題になると、なかには「なんで私たちに言ってくるのよ。看護師に言うことなのに」と不満に感じるケア職の人もいるようですが、医療職に聞けない愚痴を言ってもらえるほど頼りにされているのです。医療につながるようにケア職が上手にサポートできると、利用者を救えることがあるかもしれません。

ケア職には話せても
医師や看護師には聞けないことがある
医療につながるよう
ケア職が上手にサポートできると
利用者を救えることがある

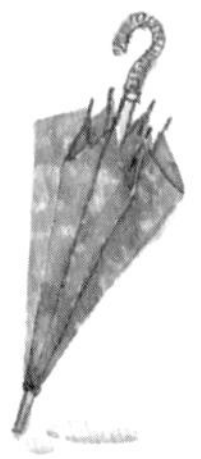

## 痛みが取れると陥る盲点

がんの痛みが取れるようになり、いい時代になったと思いますか？　そこに大きな盲点が隠されていることを、ケア職の皆さんには知っていただきたいと思います。

少し前まで、がんの終末期の人にとっては「痛い・痛くない」ということが最大の関心事でした。痛くない日は幸せで、何かから許されたような気持になる人もいるほどでした。逆に痛い日は「痛みが取れてほしい」「痛くなければいいのに」と、そればかり考えて時間を過ごしていたのです。

身体的な痛みが取れればＱＯＬが上りますから、患者を幸せにできると現代医学は考えてきました。そのため、医療は進歩し、痛みを取る処置が行えるようになりました。これはすごいことだと思います。

ところが痛くなくなると、何が起こったでしょうか。

痛みと向き合っていた時間を使って、患者さんの意識は「死」に向かうようになりました。それこそ「死んだらどうなるんだろう」とか、「なんで自分がこんなことになってしまったんだろう』『生きていても意味がないのではないか」など、延々と死に向き合う時間ができてしまったのです。痛みが取れた今、心は多くのスピリチュアルペインをかかえ、昔よりもつらい状況におかれています。

それなのに医療は、死と向き合わざるを得ない状況を作りながら、その心のサポートは範疇《はんちゅう》ではないとほったらかしです。では誰がサポートするのかと言えば、1番近くにいるケア職が担うことが多いのではないでしょうか。

つまり、かつては「普通の話」に飢えていた利用者が、「なんで生きているのかな」「生きている意味はあるのかな」「死ぬってなんだろう」などの非常に重く苦しい心の問題を、信頼できるケア職にぶつけてくる可能性が以前より高くなっていると言えるのです。

ケア職の皆さんは、「今の利用者は、そういうつらい立場にいるんだな」ということを、まず知っておいていただきたいと思います。「痛くないんだからいいじゃない」「痛くないんだから、何か楽しいことをすればいいのよ」と、励ますつもりで言ってしまう人もいるかもしれません。しかし先にもお伝えしたように、当事者はそんな気楽な状況ではありません。「痛くないということは、身体は楽でも心はつらいことなんだ」ということをケア職の皆さんは理解してください。

## 痛くないということは身体は楽でも心はつらい

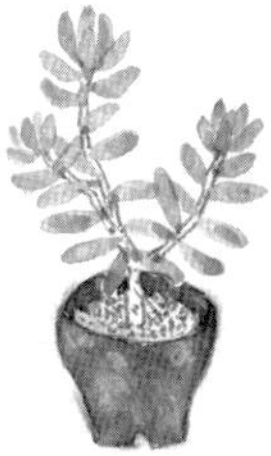

## 人生会議におけるケア職の役割とは

ケア職と医療・看護の連携の最後に、人生会議（アドバンス・ケア・プランニング：ACP）について触れてみようと思います。

皆さんはACPをご存知ですか。厚生労働省の定義によると、「人生会議とは、もしもの時のために、あなたが望む医療やケアについて前もって考え、家族や医療・ケアチームと繰り返し話し合い、共有する取組」とされています。つまり、患者さん自身が希望する医療やケアを受けるために、「自身が大切にしていること」や「どのような医療・ケアを望むか」などを考え、周囲の信頼する人たちと話し合い、共有するための会議です。

「延命治療はどこまで受けるのか」「こういう治療はやめてほしい」など、具体的に自分で決めて、家族・医療・看護・ケア職でその情報を共有します。

人生会議において、主治医や看護師は患者さんの病状や治療法、各治療法のメリット・デメリットを具体的に説明します。患者さん本人が納得できるまで医療関係者に質問することも、人生会議の大きな目的の1つです。

家族にとっては患者さんの人生観を知り、いざという時に本人の希望に沿った決断ができるように、しっかり話し合えるよいチャンスになるでしょう。では、ケア職は人生会議でどのような役割を担うのでしょうか。

一般的には、人生会議で決定した内容を理解し、その決定に沿ったケアをするためにケア職が出席していると思われています。しかし、ケア職の本当の役割は、もっと深い部分にあると私は考えています。

人生会議の席には、患者さんにとって利害関係がある人ばかりが出席しています。医師も、看護師も、家族も、患者さんの気持ちがまだ揺らいでいる状態でも、患者さんが少し何かを言うとすぐその方向で動き出してしまいがちです。

しかしケア職だけは、「治療法の決定に直接関係のない参加者」という立場になります。それでいて、本人の日ごろの生活や価値観を見ることができます。そんなケア職だからこそ、患者さんから建前とは違う本音を話してもらえるかもしれないと私は思うのです。

ケア職は「最初から医師の意見に寄っている」とか、「家族の意見に同意している」とならずに少し距離をおいて、中立の立場を保ってほしいと思います。「医師には言えない、看護師にも言えない、家族にも言えないけど、あなたにだったら言える」というポジションを目指して出席すると、ちょうどいい具合なのではないでしょうか。

ケア職は患者さんの生活を支える存在であり、日常のケアを直接的に行っている人です。患者さんにとって、本音を1番言いやすい立場だと思うので、本人が話しやすいようにサポートするように心がけましょう。

## ケア職は本人が1番本音を言いやすい立場<br>中立の立場を保ち<br>話してもらいやすいようにサポートする

## 4 訪問スピリチュアルケアの活用

最後に、現在の私の活動と、私が考える理想的な看取りについてお伝えします。日本では、医療や介護の分野に宗教的ケアを介在させることに抵抗を持つ方が少なくありません。宗教者の出番は「亡くなったあと」であり、死を連想させる縁起が悪い人と思うのでしょう。しかし、古来から生死にともなう苦悩や悲哀に寄り添ってきた専門職は宗教者です。

東日本大震災では、医師・看護師らによる科学的な治療行為や、介護・福祉職による身体ケア・生活支援とともに、悲しみに寄り添う宗教者の社会的実践が被災者にとって生きる希望となりました。現地では衣食住が整うだけでは不十分で、答えがない問いであるスピリチュアルペインを癒す存在が不可欠だったのです。人知を超えた出来事が起こった時、人々の心を支えたのは、科学や論理ではなく宗教的な支援でした。

これをきっかけに宗教の役割が見直され、宗教的な支援を求める声を受けて、2016年に宗派を超えて被災地や医療機関、福祉施設などの公共の場で心のケアを提供する宗教者の団体が設立されました。

一方で、私は台湾の取り組みにも注目してきました。台湾では高度な看取り教育を受けた僧侶が、終末期の患者さんの心のケアを担う専門職として、当たり前のように医療と連携して看取りの現場に入っていたのです。私は理想形を見たようで強い衝撃を受けました。

なんとか日本にもこの形を根付かせたいと思い、何度も台湾に足を運び、ついに昨年、台北の大悲学苑をモデルに、「大慈学苑《だいじがくえん》」という学びと実践の場を設立することができました。

住み慣れた家で最期まで穏やかに静かな時間を過ごすためには、身体をケアする医療・介護ともう1つ、心の奥深いところのケア（スピリチュアルケア）がどうしても必要です。医療・介護の専門職と連携して、患者さんの話を聴くための研鑽《けんさん》をつんだ「訪問スピリチュアルケア」を行える専門職の養成を始めました。

この養成講座は、基礎課程と専門課程があり、それぞれ2か月、30時間以上というハードルが高い講座にもかかわらず、医療や介護の専門職だけでなく、一般の方まで幅広く多くの方に受講していただいています。

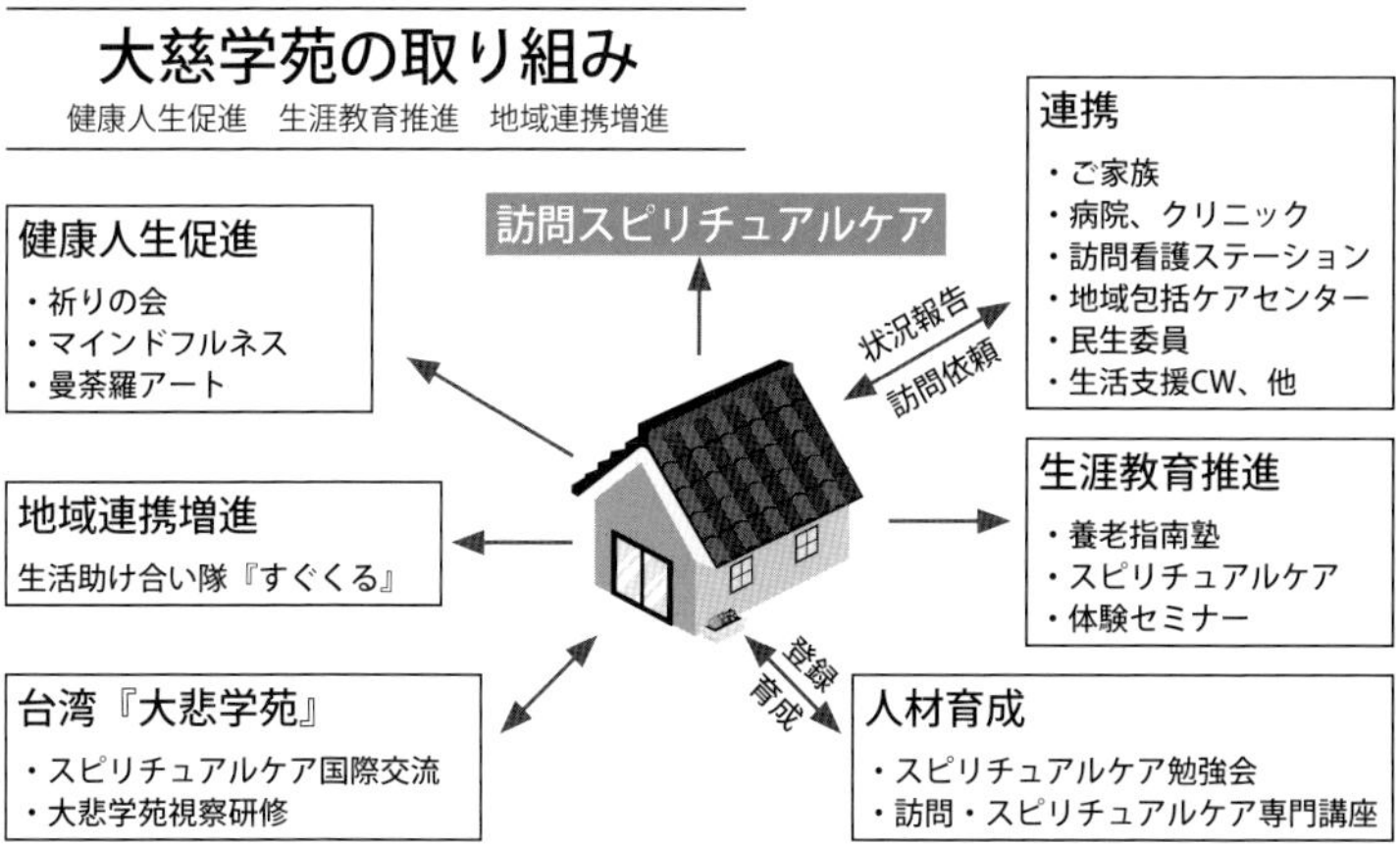


この他にも「大慈学苑」では、スピリチュアルケアの入り口として体験セミナーや勉強会、曼荼羅《まんだら》アートの作成など、さまざまな活動を行っています。詳しくは「大慈学苑」のホームページをご覧ください（https://myouyu.net）。

ケア職では受け止めきれない深い苦悩や悲しみ、言葉で表せない死への恐怖を持つ方には、訪問スピリチュアルケアを活用し、医療・介護・宗教が連携して看取りを支えていくことが理想形です。その実現に向け、私は邁進《まいしん》しています。

# おわりに　〜一利を回す〜

私は僧侶ですから、最後にお釈迦様の言葉の中からセルフケアと自己研鑽のヒントをお伝えします。

お釈迦様の言葉に「利他行《りたぎょう》に励《はげ》め」というものがあります。利他とは他者の利益のことで、「己《おのれ》の身体と心を使って、人のためにつくしなさい」という意味です。しかしお釈迦さまはこの数行前に「自利《じり》をもって」と書かれています。自利とは自分の利益のことですから、「まずは自分を満たしてから、他者へのケアに励め」というのです。

イメージしてみてください。もしも自分のコップが空っぽで、喉がカラカラに乾いている時に、なけなしの水を相手にあげたとします。その人がグビグビと飲み干して、お礼も言わずに走り去ってしまったとしたら、どう思うでしょうか。腹が立ちませんか？「せっかく譲ってやったのに、お礼も言わないなんて！」

と思うのではないでしょうか。

では、もし自分のコップに水がいっぱい入っていて、すっかり満たされていたとします。そこで喉がカラカラに乾いている人が来て、水を分けてあげました。その人がグビグビと飲み干して、やはりお礼を言わずに走り去ってしまったとします。この場合はどう思うでしょうか。自分が満たされていればそれほど腹も立たないでしょうし、「おお、走れるまでに元気になってよかった！」と思えるかもしれません。元気に走り去った姿を見て、「ああ、水をあげてよかった」と思い、また自分の心が満たされるでしょう。

このように、まずは自利を満たすことが先なのです。自利が満たされてから利他に励めば、永遠に水は枯れません。この自利と利他が永遠に続く様を、仏教では「二利を回す」と呼びます。

ケア職にも同じことが言えると思います。逝く人を支えるためのよいケアを続けるには、まずは自利を満たしましょう。自利を満たしたうえでケアを行えば二利が回り、皆さんの心の泉も枯れることがないはずです。

二利が回れば
心の泉は枯れない

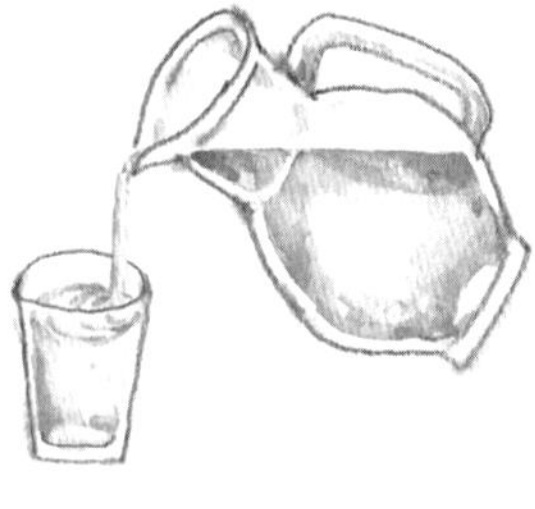

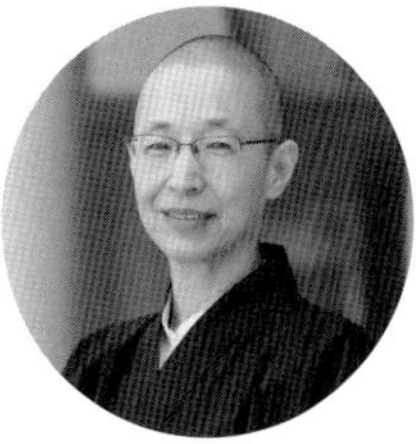

著者プロフィール

**玉置妙憂（たまおき・みょうゆう）**

看護師・看護教員・ケアマネジャー・僧侶
東京都中野区生まれ。専修大学法学部卒業。夫の〝自然死〟という死にざまがあまりに美しかったことから開眼し出家。高野山真言宗にて修行を積み僧侶となる。現在は「非営利型一般社団法人大慈学苑」を設立し、終末期からひきこもり、不登校、子育て、希死念慮、自死ご遺族まで幅広く対象としたスピリチュアルケア活動を実施している。また、子世代が〝親の介護と看取り〟について学ぶ「養老指南塾」や、看護師、ケアマネジャー、介護士、僧侶をはじめスピリチュアルケアに興味のある人が学ぶ「訪問スピリチュアルケア専門講座」等を開催。さらに、講演会やシンポジウムなど幅広く活動している。
著書に、『まずは、あなたのコップを満たしましょう』（飛鳥新社）、『困ったら、やめる。迷ったら、離れる。』（大和出版）、『死にゆく人の心に寄りそう』（光文社新書）、『頑張りすぎない練習』（マガジンハウス）、『大切な人の命の終わりにどうかかわるか ただ、寄り添う。』（主婦の友社）、『死にゆく人の身体と心に起こること』（宝島社）、『最期の対話をするために』（KADOKAWA）などがある。ラジオニッポン放送「テレフォン人生相談」パーソナリティ。
大慈学苑のホームページ https://myouyu.net

# 逝く人を支える
## ケアの専門職として、人生の最終章に寄り添う

2020年6月20日　発行

著　者　玉置妙憂
発行者　荘村明彦
発行所　中央法規出版株式会社
〒110-0016　東京都台東区台東3-29-1　中央法規ビル
営　業　TEL　03-3834-5817　　FAX　03-3837-8037
取次・書店担当　TEL　03-3834-5815　　FAX　03-3837-8035
https://www.chuohoki.co.jp/

編集協力・本文デザイン　七七舎
装幀デザイン　原田恵都子
装画・本文イラスト　岡田知子
写真　岡村隆広
印刷・製本　新津印刷株式会社

ISBN978-4-8058-8162-0
定価はカバーに表示してあります。
落丁本・乱丁本はお取り替えいたします。


本書の内容に関するご質問については、下記URLから「お問い合わせフォーム」にご入力いただきますようお願いいたします。
https://www.chuohoki.co.jp/contact/